出島のくすり

長崎大学薬学部 編

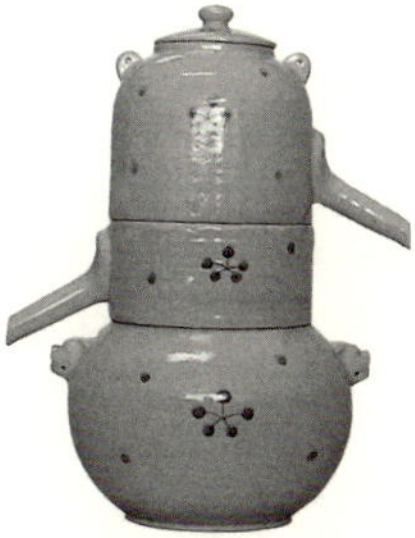

九州大学出版会

はじめに

幕末から明治にかけ多くのオランダ人薬剤師が長崎で実務と教鞭をとり、教育を受けた多くの日本人が各地で活躍し、現在の薬学が確立されてきた。二〇〇〇年、日蘭交流四〇〇周年を迎え、これを機会に長崎を中心とした近代薬学導入の歴史を追った。

時代をさかのぼると、日本薬局方の草稿者であるオランダ人薬剤師ゲールツは、明治二年長崎府医学校で教鞭をとっていた。このゲールツを雇ったのが長崎府医学校長の長与専斎である。長崎大村の出身で、ポンペに学び、後に文部省医務局長となり、薬学の創始にあたる。日本薬学会の創始者である長井長義は、蜂須賀藩の藩命により長崎に留学している。また、世界に通じる国産初の医薬品タカジアスターゼやアドレナリンを発見した高峰譲吉もまた慶応元年加賀藩から長崎に留学している。いずれも、当時長崎精得館に設けられた分析究理所のハラタマを頼って留学していた。ハラタマはさらに大阪舎密局の開設にも尽力している。化学は当時の最先端技術であった。写真の元祖として知られる上野彦馬は化学の実験書『舎密局必携』を記しており、薬学と関係深いが、医学校のポンペに化学を学んでいる。

更にさかのぼると、長崎出島の商館医シーボルトとその薬剤師ビュルガーに至る。シーボルトが用いた薬の記録が残っているが、長崎の郷土料理卓袱《しっぽく》のごとく、西洋薬と日本の伝承薬を混ぜ用いており、それまであった薬園の役割も大きかったと思われる。また、大村侯夫人のための胃薬の処方箋が残っており、現在日本薬局方に記載されている胃薬と非常に似ていることは興味深い。

当時、ヨーロッパではすでに医薬分業がおこなわれており、ビュルガーは日本最初の近代的薬剤師である。ビュルガーはまたシーボルトコレクションの鉱物部分を担当し、鉱石や温泉を化学的な手法で調査研究した。

このように、日本の近代薬学の歴史は長崎出島を舞台にオランダとの交流から始まる。それ以前にポルトガルより伝わった南蛮薬学と大きく異なっている点は、この時代になって西洋で化学が確立し、その化学に基づいた薬の開発や研究がはじまったことや、薬の品質管理のための薬局方と薬剤師制度が確立されたことによる。そのため、薬学のルーツは「出島のくすり」にありとの理由から本の題名を選んだ。

目次

第一章　近代薬学の到来期

1　出島三学者（ケンペル、ツュンベリー、シーボルト）

江戸時代までの医薬

最初に、オランダとの交流が始まる前の薬について見ておこう。

そもそもいつ頃から薬はあったのだろうか。チンパンジーも体の具合が悪いときに、普段は食べない特別の草（薬草）を飲み込むそうなので、薬は人類の歴史が始まる以前からあったのかもしれない。記録にきちんと残っているものでは、メソポタミアやエジプトの時代に、ケシ、ザクロ、カミツレ、センナ、桂皮、甘草、ナツメ、オリーブ、ヒマシ油、チョウセンアサガオ等が薬として使用されていた。それらの多くは現在でも医薬品やその製造原料として使用されていて、その有効性は現代科学的な方法で確認されている。

日本における薬に関する記録は、『古事記』にある「因幡の白兎」の中でサメに皮を剝がれたウサギを大国主命が蒲の穂綿（蒲の花粉と言う説もある。花粉は止血剤として利用される）で治療したというのが最初と思われる。『古事記』や『日本書紀』には、この他、酒や温泉による治療が記載されている。その後、中国と朝鮮から薬草を中心とする多くの薬（生薬）とそれに関連する知識が導入され、日本国内でも広く薬草栽培や採集が奨励されていた。その時代の日本の医学はほとんど大陸の模倣であったが、安土・桃山時代になると、田代三喜、曲直瀬道三《まなせどうさん》という優れた漢方医が登場して、江戸時代に日本の医学の主流となる漢方医学の基礎を作った。同じ頃、フランシスコ・ザビエルが来日（一五四九年）し、一五五五年には同じイエズス会のルイス・デ・アルメイダが豊後（現在の大分）に日本で初めての病院を開設している。キリスト教の布教と一体になったものではあったが、これがいわゆる南蛮医学の始まりで、日本の医師が治療できなかった多数の人が、外科的な治療により全治した。

オランダとの交流の始まり

一六〇〇年にオランダのデ・リーフデ号が大分の臼杵に漂着したのをきっかけに、日本とオランダの交流が始まった。当時、ヨーロッパ諸国の中で対日貿易を行っていたのは実質的にポルトガルとオランダの二ヵ国だけであったが、新興国であったオランダは、ポルトガルのキリスト教布教の背後には日本侵略の野心があるとしきりに宣伝し、貿易の独占を図っていた。そのような時、島原の乱（一六三七年〈寛永十四年〉）が起こった。この乱は圧政に対する蜂起であったのだが、キリシタン主導の宗教一揆としての色彩が濃かったことから、幕府は禁教を徹底するためポルトガルとの交易を禁止した。その結果、西欧諸国の中でオランダは対日貿易を独占することとなり、長崎には中国船とオランダ船だけが来港するようになる。いわゆる唐蘭貿易の始まりである。

オランダとの貿易で日本に運ばれたものは、必ずしもヨーロッパ産のものとは限らず、オランダ東インド会社（Vereenighde Oost Indische Compagnie, VOCのマーク）の拠点・バタビア（現在のジャカルタ）で、世界中のさまざまなものが船積みされていた。品目は生糸、綿織物、砂糖、皮革などが主で、薬品関係は、染料、香料、薬の三つを合わせて輸入全体の数％であった。セロリ、パセリ、キャベツ（ヨーロッパ産）、トマト、イチゴ、パイナップル、ジャガイモ（南アメリカ原産）などの野菜や果物もオランダ船により持ち込まれたものである。逆に日本から輸出されたものは、銀、銅、薩摩産の樟脳（防虫剤、医薬品。クスノキから作る）、陶磁器、醤油などであった。

長崎・出島の人々

出島の商館にはオランダから十〜十五人のスタッフと下働きがやってきた。その中で、商館医は商館員の健康管理が主な任務であるが、そのほかに商館長を補助して日本人との折衝や文化交流を行い、さらに最も重要な業務として日本についての情報収集に当たった。商館医のもとには、西洋の医術を学ぼうと日本各地から多くの優秀な学徒が訪れたが、長崎在住

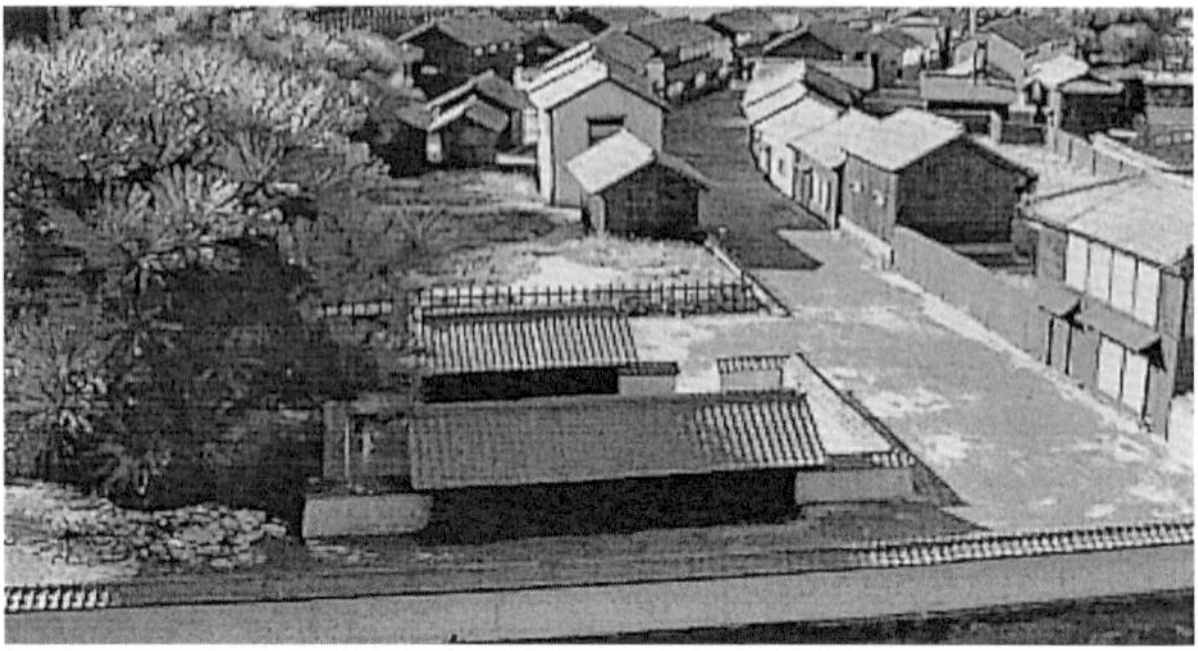

長崎の出島。近くにはシーボルトが，ケンペルとツュンベリーをたたえて立てた石碑や日蘭交流400周年を記念して復元されたオランダ商館などがある。

で通訳が本業のオランダ通詞の中には、その立場を利用して書籍を手に入れたり、西洋の医薬について学ぶものがあり、楢林鎮山や吉雄耕牛のように外科医として、また、教育者として日本の西洋医学・薬学の発展に重要な役割を果たした通詞もいた。

江戸時代、長崎は幕府直轄の天領であったが、その警護には佐賀藩と福岡藩が交代であたっていた。警護はそれなりの負担であったが、逆に捨てがたい魅力も持っていた。特に佐賀藩の役人や商人は、長崎でかなりはばを利かせていたようで、国外の情報を独自のルートで得ることができた。また、長崎警護をする裏では（密）貿易がされていた。そのような貿易は五島沖で行われたようで、扱われた品物は、量が少なくしかも高価な、人参、ジャコウ、大黄などの薬や、有田焼などであったとされている。佐賀藩の鍋島直正は、江戸末期に時代を先取りした科学技術振興をしたことで知られるが、彼にそれができたのも、一つは、このように国外の情報を独自にいち速く得ることができたことと、貿易という資金源があったからである。

出島の薬学

江戸時代のわが国の薬学は、薬草や鉱物の種類の同定などを主たる目的とする「本草学」であり、博物学的な色彩が濃い。当時は、蘭学者自身、漢方医学を知っていなければ蘭学塾に入門できなかった時代だけに、一般の薬学書にみえる内容は漢方薬に対する理解をそのまま踏襲したものであった。鎖国であったために、ヨーロッパの書籍中にある薬草あるいはその代用となるものがはたして日本にもあるのか、どのようにして使うのかということは当時の日本の本草学者にとって最も重要なことで、多くの本草学者が出島商館医などからその情報を得ようと躍起になっていて、その勉学意欲は商館医を驚かせるほどであったという。

当時は薬学と医学の間に明確な境界がなく、薬学は医学の一部としてとらえられていた。また、江戸時代以前から、外科的治療法がヨーロッパから伝えられてはいたが、当時の多くの治療が薬物によるものであり、たとえ西洋医学といっても、使われていた薬物は、末期に輸入されていたキニーネ（一八二〇年に南米産キナから抽出分離されたマラリア治療・解熱

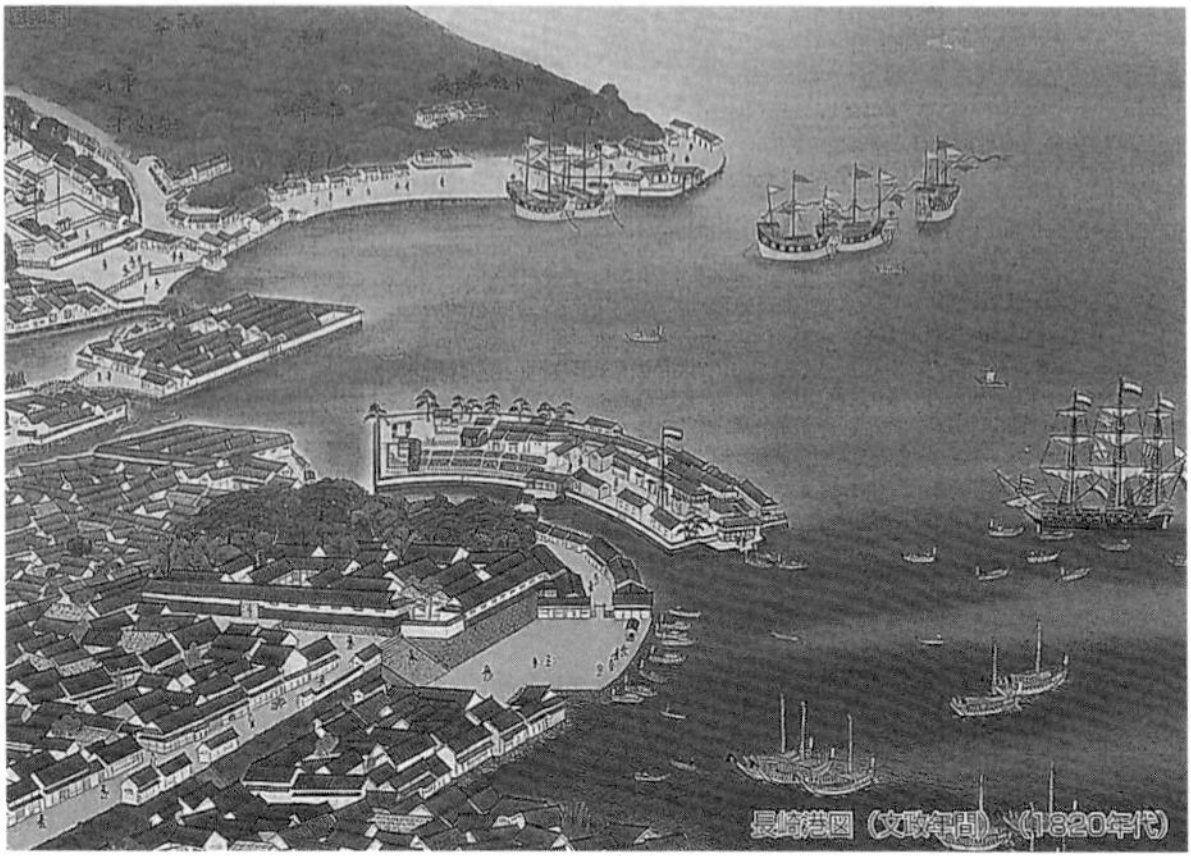

「長崎港図」文政年間，1820 年頃（長崎市立博物館蔵）

薬）などを除き、ほとんどすべて天然の薬草、動物、鉱物をもとにしていた。ただ、西洋薬は、薬草などの抽出液やそれを固めたもの、薬草を蒸留して得られる精油、植物の樹脂など、植物そのものよりも加工されたものが多い。また、マグネシア（酸化マグネシウム）のような無機化合物の種類が多く、これらの点が薬草を主に使用していた日本と大きく異なっていた。詳しくは巻末資料の『薬品応手録』にある当時の西洋薬を参照されたい。

江戸時代、日本の医学・薬学の発展に大きく貢献したとされるシーボルトが、実際に日本での医療活動で用いた薬剤は主に西洋薬であったが、時には中国産や日本産の薬も用いたようである。しかしながら、シーボルトが門人たちに教授した医学・薬学の内容は、シーボルト事件によりシーボルトが国禁を犯した大罪人となってしまったため、記録が充分残されていない。当時、門人たちにとって大罪人から教わったことを出版することは大変勇気のいることであったようで、数少ない出版物の中には、わざとシーボルトの名を伏せたものもある。

出島三学者

出島にやってきた商館医の代表的な人物として「出島三学者」と呼ばれる、ケンペル、ツュンベリー、シーボルトがいる。彼らはいずれもオランダ東インド会社の社員ではあったがオランダ人ではなかった。以下、彼らと薬学との関わりを概説する。

ケンペル

エンゲルベルト・ケンペルはドイツ人で一六九〇年から一六九二年にかけて滞在し、江戸参府の際には五代将軍綱吉に謁見している。来日したケンペルの業績の一つは、出島に薬草園を作ったことである。長崎にはもともと教会に附属した南蛮医学時代の薬草園があったが、鎖国後はしだいに漢方薬草園になっていた。彼は、日本の植物について調査し、後のツュンベリーやシーボルトに影響を与えるが、出島の薬草園はおそらく彼の植物研究のためのものと思われる。ただ、彼の植物に関する研究業績は、リンネによる植物命名法が確立される以前の研究であるため、後の二人に比べ目立たない。

彼は植物の他に、日本の政治文化はもとより、地名、さまざまな階級の人々の身なり、歌、絵、書籍など日本の風俗についても楽しみながら調査研究していたようで、彼が入手した日本の書籍には、随所に手書きで書き込みがされている。このようにして調べられた彼の遺稿からは後に『日本誌』が編纂され、これはヨーロッパで多大の反響を呼び、ツュンベリーはもとより、モンテスキュー、ヴォルテール、カントらもこれから日本についての情報を得た。特にカントは後に、ケンペルの著作をもとに日本の鎖国政策について論じている。彼は日本の灸をヨーロッパに紹介したことでも知られる。

ツュンベリー

一七七五年に来日したカール・ペーター・ツュンベリー（ツンベルク）はスウェーデン人で、植物分類で名高いリンネに師事した人物である。リンネは全地球上の植物すべての分類を企図して教え子たちを各地に派遣したが、ツュンベリーはまさしくその一人であった。彼はケンペルの『日本誌』から学んだ知識をもとに非常に効果的に調査研究を行い、わずか一年しか日本に滞在しなかったにもかかわらず、機会を作って植物採集に努め、長崎の植物三〇〇種、箱根の植物六二種、江戸の植物四三種など、合計八一二種の植物標本を採取し、帰国後『日本植物誌』を著した。それには三九〇種の新種が収載されている。トリカブト、カワラヨモギ、オケラ、スイカズラ、ゲンノショウコなど、日本の薬用植物の分類も彼の功績によるものが多い。

著名なオランダ通詞でもあった医師・吉雄耕牛はツュンベリーに影響を受けた医師の一人であった。吉雄は洋薬を主体に用いていたが、彼は薬局方の原著（一六一八年ロンドン薬局方あるいはアムステルダム薬局方か）を持っていたと推定されている。前述のように長崎のオランダ通詞たちは、単なる通訳として西洋の最新情報を幕府に伝えていたのではなく、医師や教育者として極めて重要な役割を果たしたのであり、当時の長崎における西洋文化流入

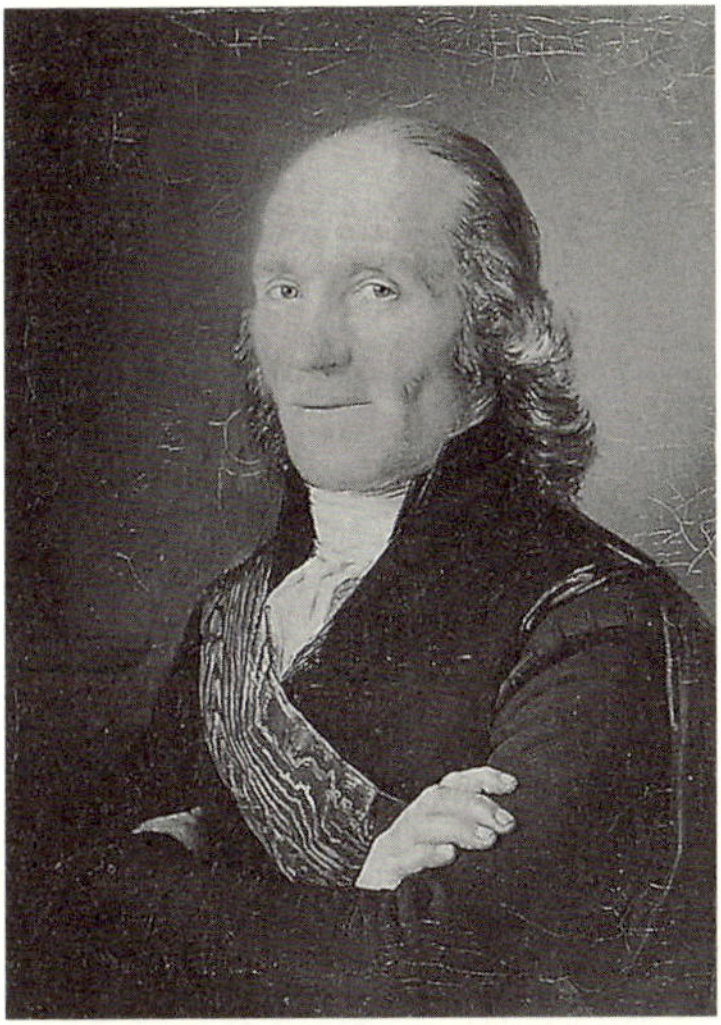

「ツュンベリー肖像画・模写」（長崎市文化財課蔵）

の過程で大きく貢献した。

江戸時代の病気と薬

次に、最も有名な商館医であるシーボルトの話に移るが、その前に江戸時代の病気がどのようなものであったのか概観しよう。当時は衛生状態が悪かったので寄生虫や感染症が多かったであろうし、癌や潰瘍は今と同様にあったようである。中でも最も恐れられていたのは三大慢性伝染病とされる梅毒、肺結核、ハンセン氏病（癩病）とコレラなどの急性伝染病であった。

梅毒はスピロヘータの感染により引き起こされる性病で、もともと南アメリカからスペイン人によりヨーロッパに持ち込まれ、インド東南アジアを経由して十六世紀はじめに日本に広まった。一九一〇年（明治四十三年）化学療法薬のサルバルサンが見いだされるまで、世界中で数百万の人々の人生を蹂躙し、徳川家康の息子二人もこれを患い、命を落としている。当時、梅毒の治療薬としては山帰来（サンキライ）［別名・土茯苓（ドブクリョウ）］が広く用いられた。これは中国南部に産するユリ科のつる植物の根で、江戸時代、中国から長崎に最も多く輸入された薬である。山帰来は当時アジアからヨーロッパにも輸出されており、シーボルトが梅毒に用いたと思われる処方箋にも山帰来の記載がある。

肺結核は結核菌により引き起こされる病気で、以前は日本の死亡原因の第一位を占める不治の病であった。江戸時代の罹病者は少なくとも百万人を下らなかったろうと推測されている。日本では滋養強壮などを目的とした処方が用いられたが、ヨーロッパでも鶏卵や牛乳による食事療法、解熱薬、去痰薬などによる治療がなされただけで、日本と大差なかったようである。わが国の肺結核治療は昭和に入ってからも江戸時代とさして違いはなかったが、抗生物質が使われるようになる昭和四十四年ごろから患者数は激減した。しかし結核は現在も根絶されていないどころか、世界的にはむしろ増加傾向にあって、緊急的な対応が迫られている。

ハンセン氏病（癩病）は古代から世界的にはびこっていた病気である。二十世紀になっていくつかの化学療法薬が見いだされ患者は激減した。江戸時代、治療薬として大風子（ダイフウシ）が多く用いられ、中国船により輸入されていた。輸入量から、日本に当時五〇万人前後の患者がいただろうと推測されている。

世界に開かれた長崎は当然ながら疫病の侵入地でもあった。一八一七年（文化十四年）に長崎では腸チフスが猛威を振るった。また、シーボルト来日の前年にあたる一八二二年（文政五年）には長崎に入ったコレラがたちまち大坂まで広がり、大坂での死者は日に三〜四百人だったと言われる。彼が二度目に来日する前年一八五八年（安政五年）にもコレラが長崎に上陸し、九州、大坂、京都、江戸に広がった。江戸では五十日間に四万人以上が死んだと記録されている。

その他の急性伝染病としては一八一九年（文政二年）に江戸で大流行した赤痢や、ビタミン類などの不足していた当時は大病であった麻疹《はしか》がある。天然痘は命に関わるほどの大病ではないと考えられていたが、時々大流行があり多くの人を苦しめた。天然痘予防のためジェンナーが開発した牛痘法は、発表された数年後には日本で知られていたが、実技はシーボルトによって初めて伝えられた。シーボルトは一八二三年（文政六年）出島に上陸してすぐに、牛痘法を日本の子供に実施しているが、残念ながら長い航海の間に痘苗が腐敗していたため失敗している。その後、牛痘法をシーボルトに直接教わった長崎在住の佐賀藩医・楢林宗建と商館医モーニケが一八四九年（嘉永二年）に日本で初めて種痘に成功している。

シーボルト

シーボルトはドイツ人であり、当時ヨーロッパでも先進的な研究教育を行っていたビュルツブルグ大学で実践的な医学を学んだ。そこでは従来の医学教育になかった科目が補助学として加えられていて、その主なものに植物学と化学があり、彼は日本の自然科学調査の中核となる植物研究の知識を医学の履修課程の中で修得することができた。オランダは貿易相手国である日本を詳しく調査するため、博物学の素養のあるシーボルトに医師としての仕事以外に日本研究を委嘱したが、彼は学問的野心をもって意欲的に様々な日本の文化や社会について調査を行った。

シーボルトは二度来日しているが、最初の滞在は一八二三年から一八二九年にかけてであり、前述の二人に比べるとかなり長い。シーボルトは非常に多くの影響を日本に与え、また日本の植物や文化の情報をヨーロッパに伝えた人物であるが、それは彼自身の能力やオランダからの豊富な資金援助に加えて、彼がケンペルやツュンベリーの書籍から日本人についてのさまざまな知識と情報収集の方法等を学ぶことが出来たことにもよる。後にシーボルトは、ケンペルとツュンベリーの功績をたたえ

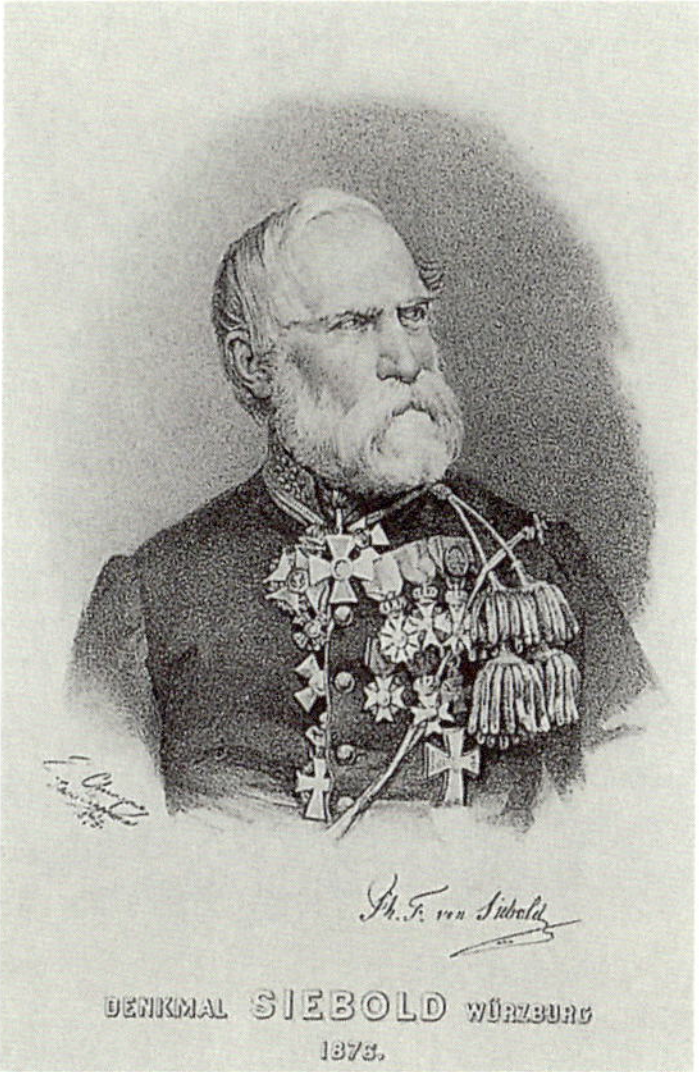

シーボルト　Philipp Franz Balthasar von Siebold（1796-1866）（シーボルト記念館蔵）

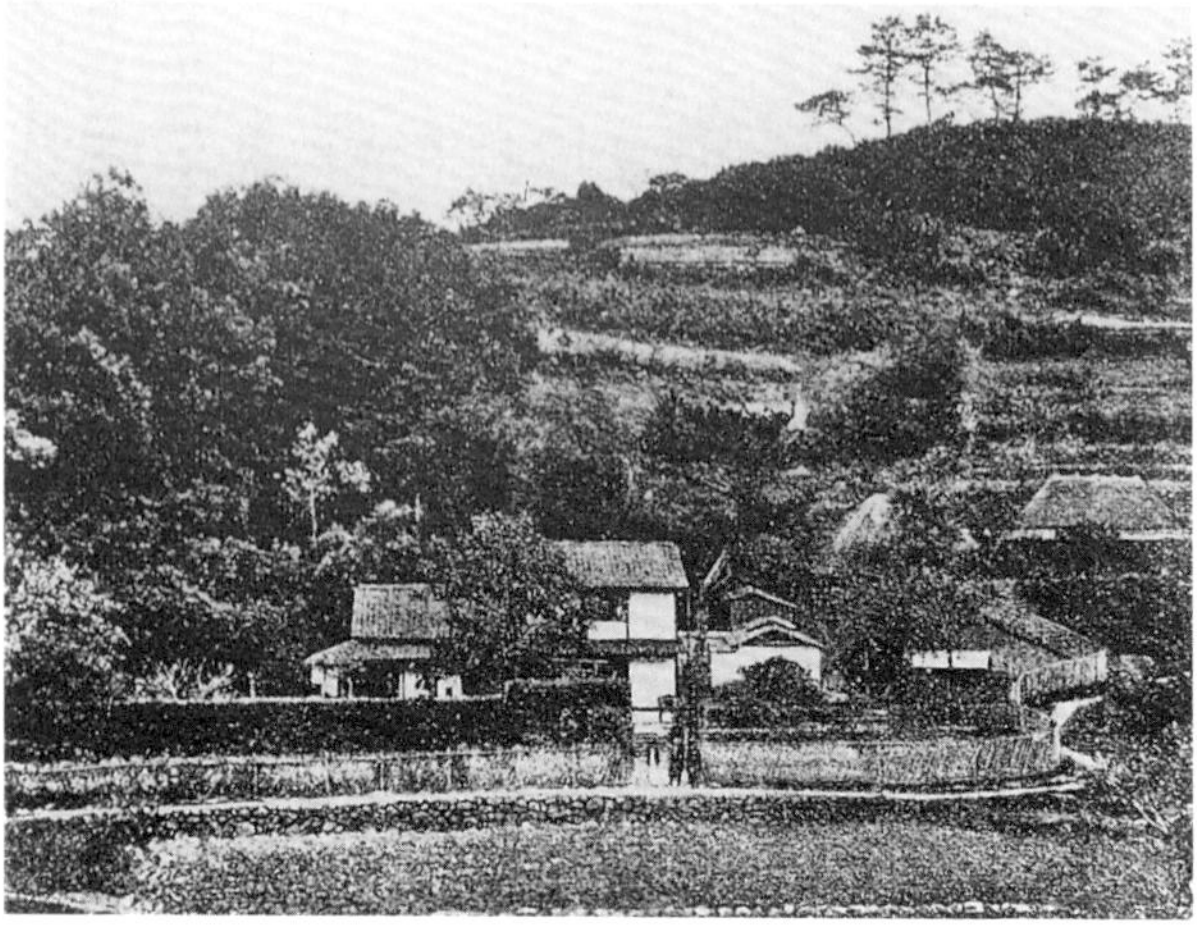
鳴滝塾（シーボルト記念館蔵）

出島植物園の中央に記念碑を立ててあり、それは出島跡地に現存する。その植物園は、一八二三年から一八二四年にかけてシーボルトにより再建されたもので出島の四分の一近くを占めるものであった。シーボルトの書簡（一八二五年）によると出島の植物園には、日本の千種以上の植物が移植されている。植えられていた植物については約三七〇種のリストが残されていて、その中にはケシ、ナデシコ、アサガホ、イレイセン、キキャウ、ソテツ、ワタ、コケモモ、アシタバ、ハマナシ、ヤマサンシャウ、キハダ、ニガキ、マタタビ、カギカヅラ、テウセンアザミ、ハマビシ、ブナノキ、シイーノキ、タチ

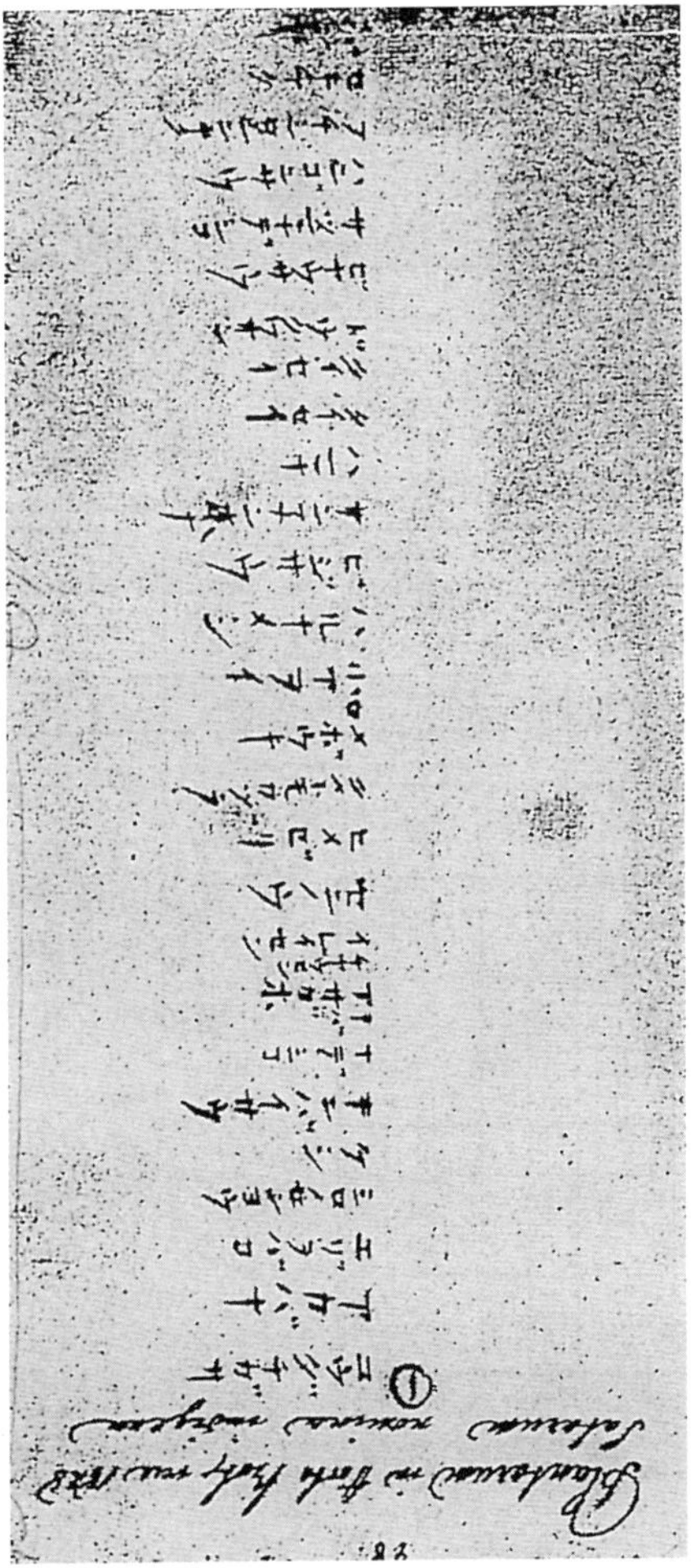

出島栽培植物リストの冒頭部分。シーボルトはカタカナや簡単な漢字を書くことができた。（長崎県立図書館）

アヲイなどや、春の七草のセリ、ナズナ、コギャウ、タビラコ、ホトケノザ、スズナ、スズシロも記載されている（表記は原文どおり）。

出島の植物園はヨーロッパに生きた植物を送り出すために、また、質の高い標本を作成するために設けられたもので、ハマナス（ハマナシ）のような北の方にしかない植物の立派な標本がライデン大学に残っているのは、おそらく種子から出島で栽培したものではないかと推測されている。彼の関心は純粋学問としての植物学としてよりも、実用的なものに関心があったようで、当然多くの薬草も植栽されていた。彼はヨーロッパに東洋の生薬を導入することも考えていたと言われ、実際シーボルトは一八二五年には茶の木をジャワに移植することに成功した。一八二九年に帰国する時には五〇〇種八〇〇株の植物を船に積み込んだが、オランダに届いたときには大半が駄目になっており、ヨーロッパに移植が成功したもので一八四四年に生き残っていたのは二〇四品種であった。シーボルト自身が導入したものはその内一二九種とされている。シーボルトが作成した販売カタログには、イカリソウ、トリカブト、ショウブ、シャクヤク、サルトリイバラ、チャ、ツバキ、シキミ、サネカズラ、ネズミモチ、カノコユリ、エビネ、シュンランなどが見られる。さらに、オランダ、ライデンのNational Museum of Ethnologyにはシーボルト収集の生薬類標本一五二種が保存されている。それは植物性和漢薬五三種、動物性三三種、鉱物性一六種、調合薬五種、食品五種、茶（製

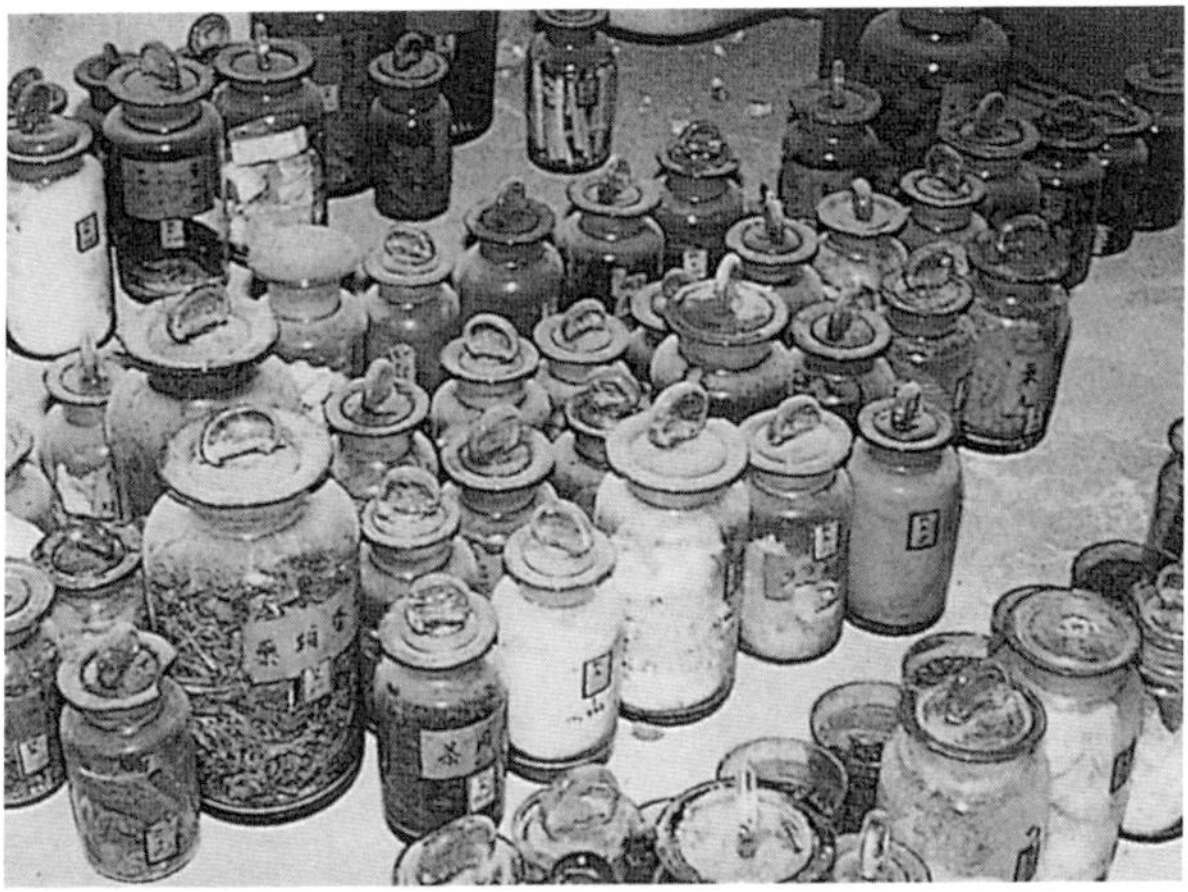

ライデン国立民族学博物館に保管されているシーボルトが収集した生薬類（文献 T. Tsukahara and M. Osawa より転載）

品）三一種、および同定できないもの九種からなるもので、射干（ヒオウギ）、五倍子（ヌルデの虫こぶ）、紫草（ムラサキ）、蒲黄（ガマの花粉）、昆布、マクリ（虫下しとして使われた海草）、ハンミャウ（昆虫）、反鼻（マムシ）、亀板（カメの甲）、ボウシャウ（硫酸ナトリウム、下剤）等がある（表記はラベルのとおり）。その他、シーボルトが残した日本の民間療法に用いられた薬草類の調査資料には、センブリ、ウメボシ、ドクダミ、オオバコ、アズキなどの名がある。

　シーボルトが来日したころの日本の本草学（薬草などの植物学・薬物学・博物学）は、当時のヨーロッパの植物学を十分理解できるまでに発展しており、日本の植物学者の優秀さについては後にシーボルトの手紙にも記載されている。実際、シーボルトが日本に来て最初の論文が「日本における本草学の状態について」であり、他でもことあるごとに日本の植物学の水準が高いことを指摘している。このこともシーボルトが日本で多くの植物標本を集め、植物学上の多大な業績を残せた一つの要因と思われる。

シーボルトは、出島の外に出て診察をし、教育の場を持つことが許された例外的な商館医であった。彼は長崎の鳴滝に別荘を作ることを許可された際、最初から薬草園を附設する計画で設計しており、鳴滝塾が完成すると同時に、小高い台地の方に多数の薬草類と観賞用樹木を栽培し、家の周囲には、塾生が各地から収集した植物を植えた。彼は自ら薬草を処理して製薬し、門人たちにも指導したとされている。ただ、彼が鳴滝に来るのは週に一度であり、ここでの植物とのふれあいはそう多くはなかったようである。彼と門人との交友については多くの書があるのでここでは述べないが、彼は、彼のもとに集まる優秀な人材に情報提供する一方で、それぞれにテーマを与え、それについてオランダ語でレポートを書かせることを情報収集の一つの手段としていた。シーボルト来日の目的の一つが、オランダにとって最も重要な貿易相手国である日本の文化や動植物などに関する情報を集めることであったことを考慮すると、これは理想的な Give and Take であったように思える。

ツュンベリーとともに日本の植物学に偉大な足跡を残したシーボルトであるが、こんな逸話も残されている。尾張の本草学者・水谷豊文が毒草ハシリドコロについて質問したところ、シーボルトはヨーロッパのベラドンナと同じものと思い込み「これはベラドンナという薬草だ」と答えた。後に江戸で、治療技術においてシーボルトを驚かすほどの眼科医・土生玄碩が、葵の紋服と交換にベラドンナの分与を願い出た際、この植物は日本にもあると言って、江戸に来る途中で尾張の本草学者がこの植物の名前を聞いてきたことを教える。土生玄碩は喜んで尾張からその植物を取り寄せ、確かに効果があることを確認する。ハシリドコロはベラドンナと同じ成分を含むので結果的に全く問題はなかったのだが、これがハシリドコロをベラドンナの代用とした最初だと言われている。このときシーボルトに贈った葵の紋服がもとで、土生玄碩は後に厳罰に処せられることとなる（シーボルト事件）。ライデン大学にはハシリドコロの標本があるが、それはビュルガー（シーボルトの助手として来日した最初の薬剤師。シーボルトの後任となる）によるものでシーボルトが作ったものではない。しかもそのラベルには *Atropa belladonna* ??? （ベラドンナ？？？）と疑問符が三つもつけられているという。このような逸話は、シーボルトが本来医者であり、ツュンベリーのような純然たる植物学者ではなかったことによるものである。現在、ハシリドコロの根をロートコンと言い、それから得られるロートエキスは市販の胃薬などにも配合されている。また、成分を純粋分離して得られるアトロピンは現代医学に欠くことのできない医薬品であり、一九九五年に起こった地下鉄での無差別テロ事件の際には、サリン中毒の治療に用いられた。

参考文献

山脇悌二郎『近世日本の医薬文化――ミイラ・アヘン・コーヒー――』平凡社（一九九三年）
富士川游『日本疫病史』平凡社（一九六九年）
小川鼎三『医学の歴史』中央公論社（一九六四年）
長崎県教育委員会『長崎とオランダ』（一九九〇年）
中西　啓『長崎のオランダ医たち』岩波新書（一九七五年）
長崎市教育委員会『出島』［写真：出島］（一九九八年）
山口隆男「シーボルトと日本の植物学」Calanus, Special Number 1 : pp. 239-410 (1997)
山田重人「シーボルトと長崎の植物」『シーボルト記念館鳴滝紀要』第二号、一九九二年、四四～五四頁。
日本学士院編『明治前日本薬物学史』第一巻、日本古医学資料センター（一九七八年）
宗田　一『渡来薬の文化史』八坂書房（一九九三年）
小池楢一『図説日本の医の歴史、上、通詞編』大空社（一九九三年）
Siebold, Botanices Fasc. no. 3. Plantarum Japonicum nomina indigena. 東洋文庫、長崎県立図書館蔵
T. TSUKAHARA and M. OSAWA "On the Siebold Collection of crude drugs and related materials from Japan", Bulletin of Tokyo Gakugei University, Sect. IV, Vol. 41, pp. 41-97 (1989)

2　日本最初の近代的薬剤師ビュルガー

ビュルガーの生い立ち

シーボルトと異なり、ハインリッヒ・ビュルガー（Heinrich Burger: 1806–1858）の背景には不明な点が多かった。生年が一八〇六年であることがいくつかの研究から明らかにされたのもつい最近のことである。

　彼はドイツ・ハーメルンのユダヤ人家庭の七番目の子供として生まれ、ごく短期間ゲッチンゲン大学で数学と天文学を学ん

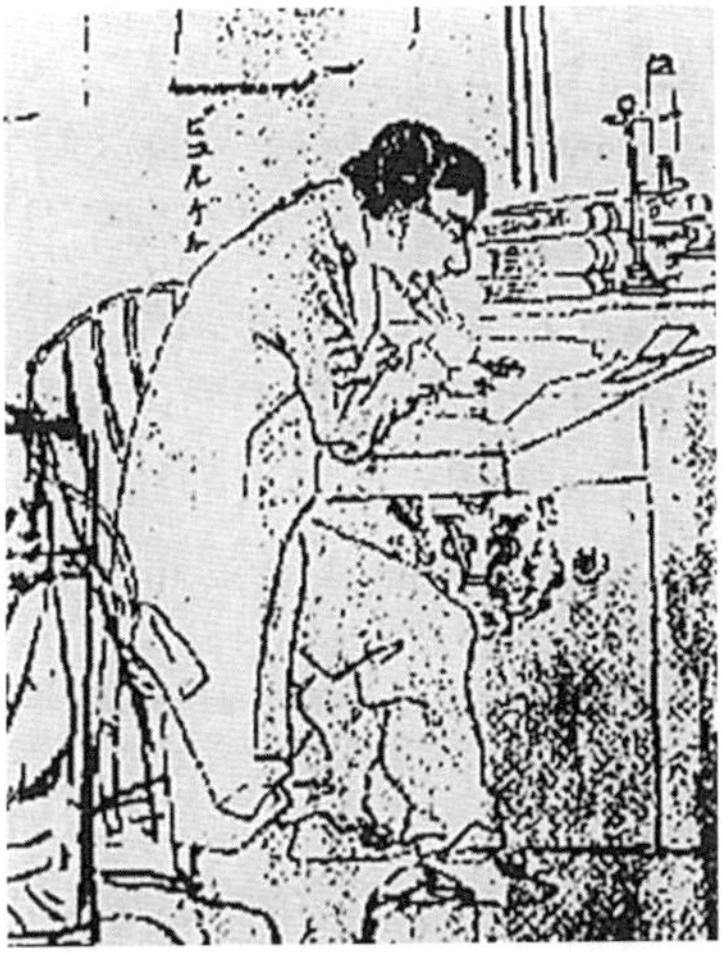

渡邊崋山のスケッチとされるハインリッヒ・ビュルガー江戸屋敷にて対談図の一部。机にVOCのマークが見られる。（シーボルト記念館蔵）

でいる。一八二一年に数学、一八二二年には天文学の受講が確認されている。その後彼は、アムステルダムから蘭領東インドのジャワへ渡り、一八二三年にはバタビア近郊ウェルテフレーデの軍の病院の見習い薬剤師となっている。

ビュルガーの学歴については、その他にも不明な点が多いのだが、この時に薬学に関する徒弟的な教育を受けたものと考えられる。これはヨーロッパでの正規の制度的な医学・薬学教育による資格と言いうるものではないと考えられる。

このことを考えるのに、近年注目を集めている、植民地における科学的活動についての歴史研究を参照する必要があるだろう。いわゆる植民地的な環境では有能な即戦力の養成が望まれていた。有能なユダヤ人青年がこの期間に薬学を実地で学んだとしても、何の不思議もないだろう。一八二五年に、彼は三等薬剤師に昇進しているという記録が残っている。彼が昇進したこの一八二五年に、シーボルトが要請した助手の一人として、ビュルガーは画家フィレネーフ（Carl Hubert de Villeneuve: 1800-1874）とともに日本へ赴いている。ビュルガーは出島のオランダ商館付き医師フォン・シーボルトの下での「薬剤師」として来日した。

日本最初の医薬分業

「日本最初の近代的な医師」をとりあえずシーボルトとするならば、さしずめビュルガーは「日本最初の近代的薬剤師」となるだろう。また、ビュルガーの日本への到来は、日本での「医薬分業」の最初の例として考えられる。従来から多くの医師が出島を訪れているが、「専門的」で「職業的」な「薬剤師」をともなったのは、シーボルトまでは皆無である。いうまでもなく、ビュルガーは、最初の薬剤師であり、近代的医薬分業の観点から見て画期的であったと言える。

それまでの日本の医療は医学と薬学がほぼ完全に融合し、伝承的手法と経験により医師が自ら薬を調合していた。安土桃山時代にポルトガルとの交易から伝わった南蛮医学もまた「前近代」医学に範疇できるといえる。なぜなら、外科については、南蛮医学の先進性は認められるが、内科的な医学および薬学について南蛮医学のなかで紹介されたのは、ヨーロッパでの錬金術的な製薬学の段階であると考えられるからである。

シーボルトやビュルガーの時代になり、ヨーロッパにおいて科学と医療との発展が見られ、とりわけ薬剤師制度・薬局方が普及した。この近代的医療が二人によってもたらされたと言える。

出島での医療に、いわゆる『バタビア局方』と呼ばれる、蘭領東インドの都市局方書が使用されていた。当時、蘭領東インド、バタビアにオランダ東インド会社が置かれオランダの極東への重要な拠点であった。蘭領東インドは、オランダとは気候・風土ともに全く異なる南方であり、また風土病の地とされていたことから、オランダ人が東インドでは熱帯病に冒されるケースが後を断たなかった。十九世紀になっても、オランダを出国した商人・船員のうち、二割程度が健康のうちに帰還できなかったというデータもある。オランダの東インド進出に際して、熱帯医療の研究は不可欠のことであった。そのために、オランダ人による、熱帯医療の研究は、非常に進んでいた。

シーボルトの最も重要な協力者

ビュルガーについては、フォン・シーボルトの助手ということ以外には、従来あまり知られてきていない。そもそも「薬剤師」という資格でシーボルトの下に派遣された彼の業績については、シーボルトの影に隠れていた。

シーボルトおよびビュルガーの収集による日本産生薬とそれに関連するコレクションの調査、日本産岩石・鉱物、および関連する化石・有用金属の精錬過程の中間生成物などのコレクションに関する調査、日本での気象観測記録の調査、などにより、シーボルトの有能な研究協力者としてのビュルガーの実像が徐々に明らかになりつつある。

その後の彼の活躍ぶりは、まさにシーボルトの右腕と呼べるものである。彼がシーボルトに付き従い、その調査・研究活動をよく助けた様子は、一八二六年の江戸参府の日記などに散見される。

薬剤師としての彼の本分はそもそも医療用の薬品の製造・管理などにあった。その面でシーボルトを補佐したことはいうまでもない。日本産の薬品などの収集についても彼の貢献が認められる。岩石・鉱物についてのコレクションについては、前述したが、ライデンに残る多くのコレクションから、ビュルガーの貢献ぶりがわかる。薬物のコレクションの中にも無機鉱物など、薬品として使われるものが含まれているが、このコレクションは体系的な地質調査の一環であると考えられ、総合的な日本の自然誌研究の一部をなすものであるという位置づけができる。

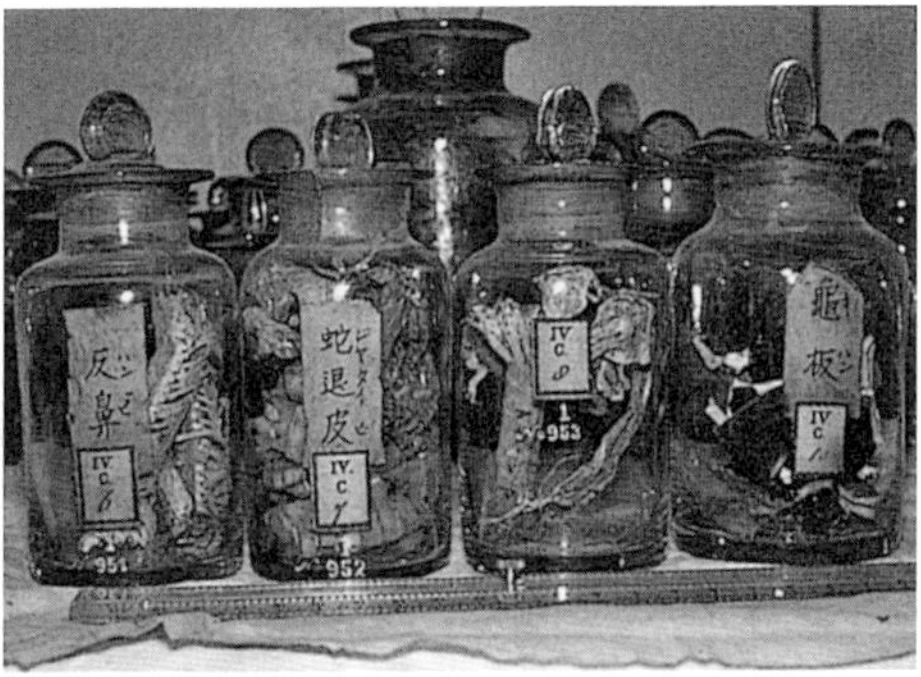

ライデン国立民族学博物館の収蔵庫に保管されている生薬類の標本（文献 T. Tsukahara and M. Osawa より転載）

シーボルト帰国後も継続して調査

これらがシーボルトによる日本の博物学的研究の重要な一環をなしていたことはいうまでも

ない。シーボルトが出島を追放された後も残り、博物学の標本をオランダに送り続けたのもこのビュルガーである。

鉱物の研究のなかでも特に有用鉱物、なかでも銅の鉱石については、日本からの重要な輸出産品であったということからも、多くのコレクションをしている。

日本におけるシーボルトの博物学研究のなかで、ビュルガーが鉱物学・地質学的な調査・収集活動の多くの部分を担っていた。ライデン国立地質学・鉱物学博物館（現在は自然誌博物館の地質学・鉱物学部門）

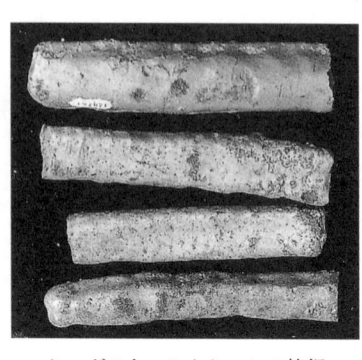

シーボルトコレクションの棹銅

には、シーボルト・コレクションの一環として、かなり系統だった、数多くの日本産の鉱物標本が保存されている。これは、西欧近代地質学的な観点から見る、日本初の本格的な地質・鉱物のコレクションとも言えるものであり、貴重なものである。このコレクションの収集・整理に実際に現地であたっていたのが、主にビュルガーであった。

また日本に残っている例として、シーボルトの江戸滞在中は、旗本の博物学者・設楽芝陽からの依頼でシーボルトとともにいわゆる「本草」の鑑定をおこない、化石を含む鉱物については彼が解答を与えている。このときの記録は「シーボルトの草木鑑定書、附ヒルヘル薬石解答」（ヒルヘルはビュルガーのこと）として知られている。

さらにドイツ・ボッフムのルール大学に移管されたシーボルトに関する文書の中にある未刊の「日本地質鉱物誌」の草稿はビュルガーによって記載されたものである。このように、シーボルトの自然誌研究プロジェクトのなかで、ビュルガーの地質学・鉱物学への貢献が高い。

鉱物、特に有用鉱物としての銅の精練に関する調査・研究については、シーボルトとともに、江戸参府の帰途、大坂鰻谷の住友の精銅所を訪れたあと、ビュルガーは個人名で、バタビア学芸協会雑誌に日本での銅の製造についての論文を送っている。

九州各地の温泉水の化学分析

九州各地、とりわけ長崎周辺の温泉水の化学分析は、シーボルトの『日本』のなかでも散見されるが、このオリジナルの手稿はビュルガーによるものである。ビュルガーによる温泉水の分析は、試薬を順次加える方法で温泉水に含まれる各々の化学物質を特定していくものであり、近代的な化学分析法が見て取れるものである。

薬学に動機づけられて、基礎科学、特に化学が日本に導入されてきたということは、ビュ

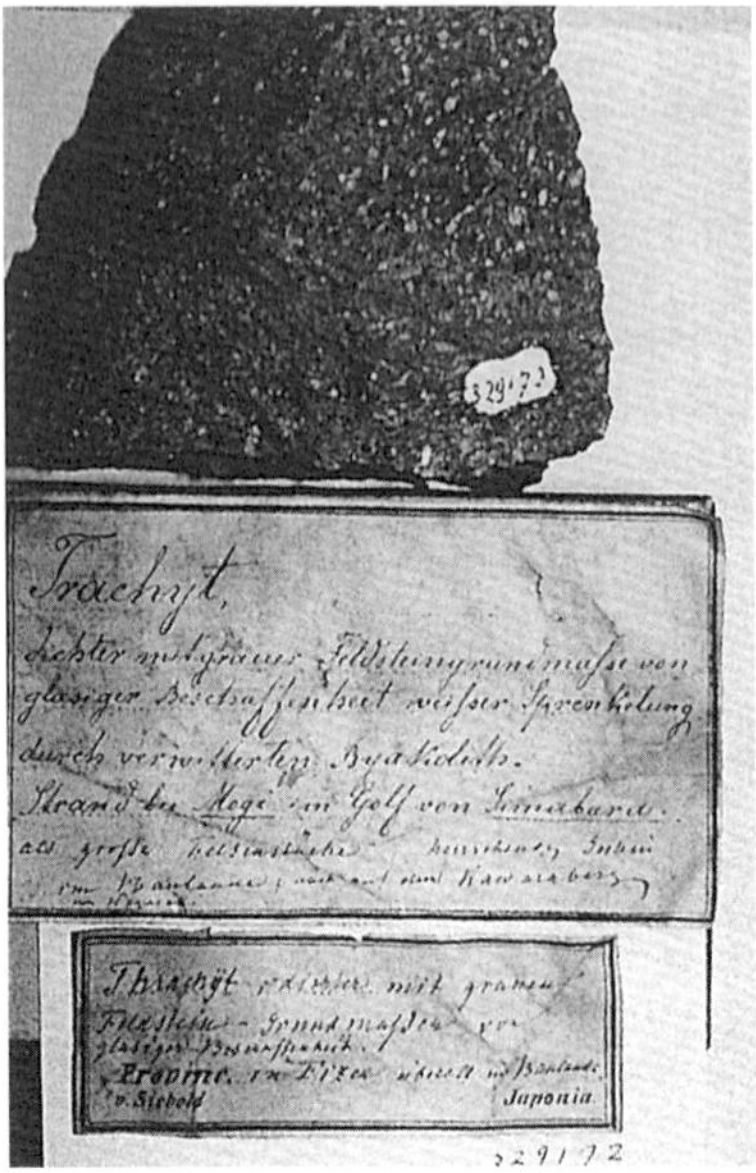

岩石の標本。Simabara（島原）などの地名が記載されている。下端にシーボルトの名があるがビュルガーにより記入。

ルガーの事例をみてもわかる。シーボルトが鳴滝塾での医学教育のなかで化学的観点を導入したこと、そして高野長英などが化学に特に深い興味を示したことは知られている。しかしシーボルトが行った化学的活動は、ビュルガーの手によるものが多い。長崎では高野長英、江戸参府の折の宇田川榕庵との交流などが知られている。

薬学から発展して、ビュルガーの貢献はさらに二つの領域で特に認められる。一つは鉱物学・地質学の領域、もう一つは化学に関する領域である。科学史的にみるならば、前者はいわゆる万有学的な博物学が、植物学・動物学そして鉱物学を専門としていく方向をあらわし、後者はその対象とするもの自身をより精密に、すなわち化学的に分析していく方向性をあらわしているといえる。

分類学的な発展もここでは見られることに注意すべきである。シーボルトとビュルガーによる日本産岩石鉱物のコレクションについて、ビュルガーは分類・整理を行っており、これらを研究した痕跡が見られるが、それらのノート・ラベルの類から、ビュルガーの採用した鉱物の命名法は、リンネ式の二名法の発展したものであることが指摘できる。次頁の写真にあるように、二名法の上に記されたドイツ語のものは、ドイツ流の鉱物学者ウェルナーの分類によるもの、いわゆるウェネリアン的鉱物学にのっとったものであり、下に記されたフランス語でのものは、フランスの結晶学者、ルネ・アユイによる命名法によるものである。この時代にはまだ分子レベル・原子レベルという発想、および定量的な物質の構成要素の発想はなく、「元素（エレメント：element）」レベルでの定性的な分析による、質的（Qualitative）な、実験的分類である。

シーボルトとビュルガーの科学の世界的な拡大に果たした役割、さらに日本での科学の展開にビュルガーが果たした役割はシーボルト同様に大きい。したがって、単にビュルガーを「シーボルトの薬剤師」もしくは「助手」としてだけとらえるのはフェアではないだろう。彼のことを「日本で薬学の可能性を展開したシーボルトの研究協力者」とでも呼べば少しは公正かもしれない。近年の科学史では、研究の総体をプロジェクトとして見ていくこと、そ

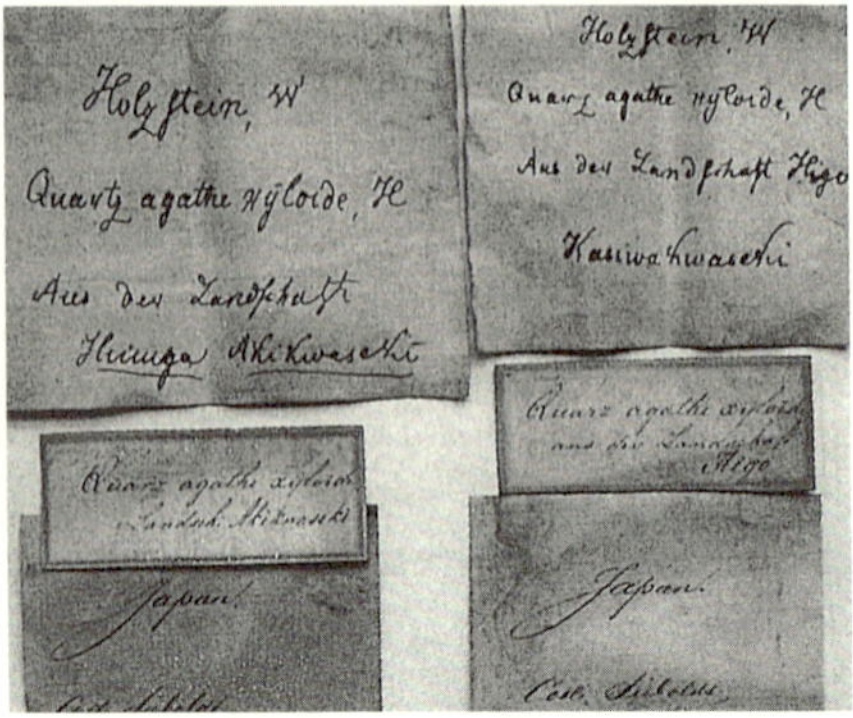

ビュルガーによるメモ。左のものには Hiwga（日向），右には Higo（肥後）という採集地名が見られる。

の上で全体として評価していくことが提唱されている。その意味でシーボルトは、オリジナルな自然科学研究者というよりも有能なプロジェクト・マネージャーとしてより高く評価されるかもしれない。そしてビュルガーは、シーボルト・プロジェクトの最も重要なスタッフとして見直されるのだろう。

商人としての後半生

このように活躍したビュルガーであったが、シーボルトとの関係は、必ずしもよかったとは限らなかったことがさまざまに指摘されている。事の経緯は若干複雑ではあるが、シーボルトがビュルガーの業績を一人占めしたようなかたちとなったことによるのであろう。

ビュルガーが蘭領東インドに帰還してから、いくつかの科学的プロジェクトに関わっていることが知られており、彼によるパダン高地の探検レポートは、バタビア学芸協会雑誌に掲

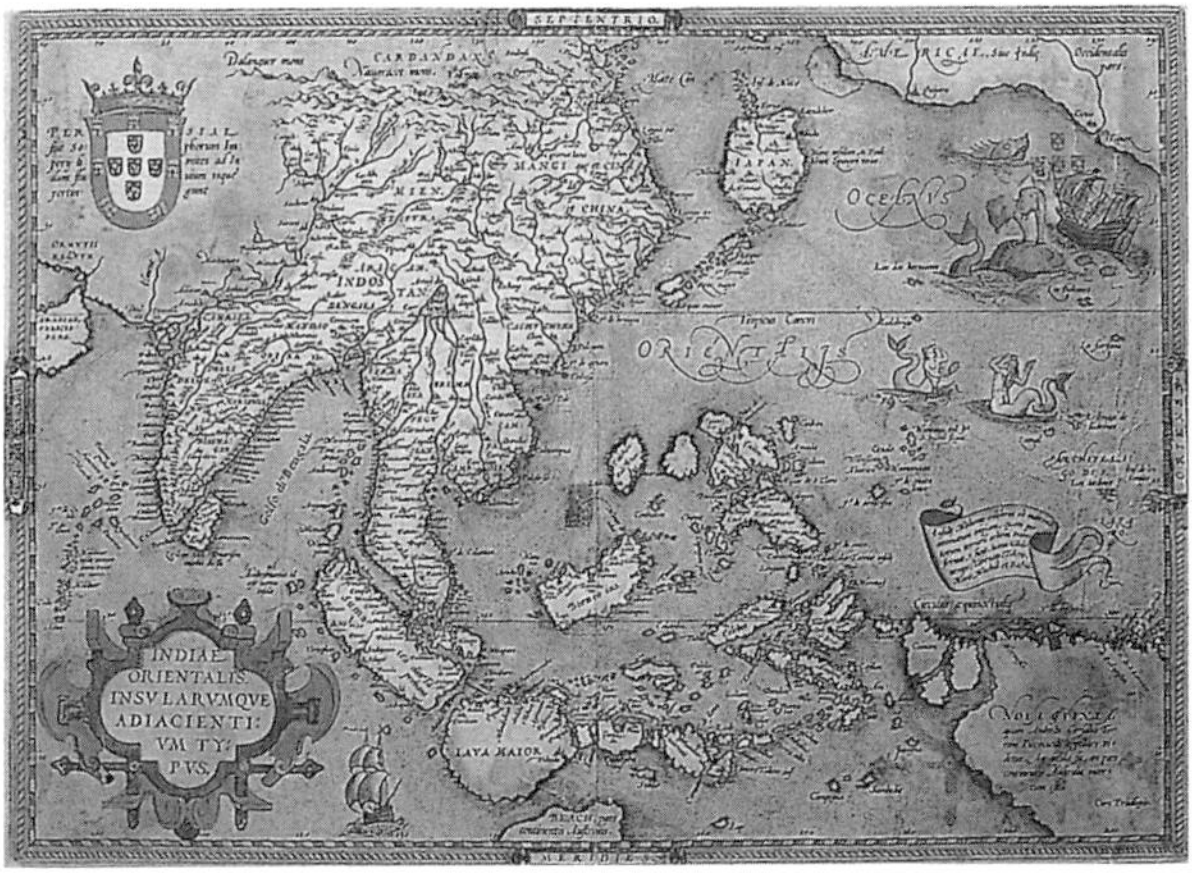

東インド地図（長崎県立美術館蔵）
バタビア（現ジャカルタ）のあった蘭領東インド（現インドネシア）は比較的正確であるが，日本は九州と本州がつながっている。

載されている。しかし、ビュルガーが参加した探検プロジェクトのP・W・コルトハルス探検隊長の報告によると、蘭領東インドの科学者とはうまくいかなかったようである。

　ビュルガーは科学者としてのキャリアを断念し商人として成功する。東南アジア貿易での海上保険の先駆けをなす会社を運営するまでになる。この時、日本で作った資本を元にして、この事業を起こしたものと考えられる。家族を蘭領東インドに呼び寄せ、蘭領東インドでは、名家をなすにいたる。現在でも、その家系は継続している。

　エピソードは散在している。『鼓銅図録』を広東へもたらし、イギリス人と日本の銅の生産・精練について議論したとある。また、イギリスのミッショナリーの報告に、このことが、ビュルガーの名前入りで論じられている。更に、一八四〇年〜四三年に、ヨーロッパに一旦帰還していたビュルガーが詩人のハインリッヒ・ハイネと出会っており、ハイネを喜ばすような会話を交わしたということがハイネの筆により一八五四年に書かれ、シーボルトの名前も言及されている。

薬剤師ビュルガーがシーボルトの日本研究の中で動物学や植物学ではなく、鉱物学を担当し、化学的分析法で調査をおこなったことは、その後の日本の薬学の方向を考える上で非常に興味深い。一方で、医薬分業がもたらされながら、現在に至るも十分に根づいていないことは残念なことである。

参考文献

塚原東吾「日本最初の近代的薬剤師ハイリッヒ・ビュルガー」『長崎薬学史』(一九九九年)
T. TSUKAHARA and M. OSAWA "On the Siebold Collection of crude drugs and related materials from Japan", Bulletin of Tokyo Gakugei University, Sect. IV, Vol. 41, pp. 41–97 (1989)

3　江戸時代の薬園

薬用植物園のはじまり

薬草ブームやハーブ嗜好を反映して、今では各地に「薬草のひろば」とか「薬木の森」「ハーブの里」などのいろいろな呼び名で、薬用植物園に相当するものができていて、身近に薬草に親しんだり、どの植物がどんなくすりになるかも知ることができるようになっている。こうした薬用植物園はいつ頃から作られるようになったのだろうか。ヒトが定住し農耕を始めて、病を癒すとわかった特定の植物を特定の場所に植えるようになってからであろうが、日本での薬用植物園の起源は少なくとも飛鳥時代にまでさかのぼることができる。天武天皇の時代に薬師寺に附属して作られたともいわれ、大宝律令には「薬部」と呼ばれた人たちが薬用植物の世話係に任命されている。そういう点ではずいぶん古くからあったわけだが、規模や分布、栽培された植物の種類からして薬用植物園が最も発達したのは江戸時代であったと思われる。

江戸時代には薬用植物園は「薬園」あるいは「御薬園」と呼ばれ、生きた薬用植物をみることのできる標本園として、また、既存の植物の維持と新しい植物の受け入れの場として、更に、増産するための栽培試験場としての役割を果たし、珍しい薬草木を観賞できるところとしても重宝されるなど、幕末までには現在の薬用植物園が果たしている機能を十分に備えるほど発達した。そこではすでに和漢洋の有用植物が栽培されていて、ヨーロッパやアジア、アメリカ産など世界各地の薬草木の流入に「出島」が重要な役割を果たした。当時は洋の東西を問わず、くすりと言えば大部分を植物製のものが占めていて、今以上に薬園が重要な役割を果たしていたと思われる。

江戸時代の末期はヨーロッパでくすりの成分が明らかにされ始めた時期と一致する。この頃出島から入ってきた植物の中には、こうした知見を伴って、日本の近代薬学の基盤づくりに貢献したものもあったと思われる。従って、ここでは江戸時代に焦点をあてて、薬園の発達を探ってみた。

薬園設置の背景

江戸時代（一六〇三～一八六七年）には徳川家康をはじめとして歴代将軍が、軍事ではなく産業や学術の発展に力を注いだ時代でもある。鎖国政策をとっていたために、急激な社会の変動をまぬがれ、従って比較的安定した社会の中でゆるやかに産業が発達し、独自の文化や技術も産まれた。とはいえ、全く閉ざされていたわけではなく、この間も長崎を窓口として海外との貿易が続けられた。アジアやヨーロッパなどの文化や産物が中国と、初期にポルトガル、その後はオランダを通して、狭い窓口から流入しつづけた。こうして入ってきたもののうち、当時の医療の本流であった漢方に用いられた薬草木や珍しい植物の受け入れのために設けられたのが初期の薬園である。

江戸中期に至り、医療が一般の民衆にも普及するに従って、薬の原料となる薬草木の需要が高まった。輸入品だけではまかないきれないため、八代将軍吉宗は国内の有用植物を探索したり、外国産の種苗を入手して増殖させるなどの政策を押し進めた。また、吉宗は「禁書の制」を緩めることで蘭学の発達を促した。これらが引き金となって、国内の本草学の発展と幕府による薬園の新たな設置がもたらされた。そこでは、薬園が輸入医薬品原料の代替となりうる国内の薬草木の探索のための見本園の役割を果たしたと考えられる。

この頃には商品の流通経済が発達し、結果として町人の経済力が高まる一方、幕府・諸藩の財政が悪化した。このため財政再建を主なねらいとして、江戸中期から幕末に至るまで、幕府や各藩により次々に薬園が設置され、薬草木の栽培と増産が行われて商品化された。薬草木が高価な商品となると同時に、偽物も出回り混乱を招くのはいつの時代でも言えることである。薬園の果たしたもう一つの役割は、標本となる植物を植え、維持することで、本物かどうかの鑑別を可能にしたことである。

忘れてはならないのが、長崎出島のオランダ商館に派遣された医師や科学者によってもたらされた、西洋の医学・薬学・植物学の流入が日本の本草学と薬園の発達に多大の影響をもたらしたことである。とりわけ、出島の三学者と言われたケンペル、ツュンベリー、また日本の植物の収集に強い関心を持っていて、滞在期間が五年間と長かったシーボルトが、直接、間接に影響を及ぼした。また、西洋の医学・薬学や植物学を受け入れるに十分な水準に達していた日本の本草学者たち、『大和本草』の貝原益軒、『本草綱目啓蒙』や『花彙』を著した小野蘭山、翻訳本『泰西本草名疏《たいせいほんぞうめいそ》』を世に出した伊藤圭介、『本草図譜』を書いた岩崎灌園などの多くの人たちの活躍が薬園の開設と充実・拡大に寄与した。

薬園の種類と分布

江戸時代以降、明治維新前までに開設された薬園についてみると、例外はあるものの江戸時代初期には主に幕府のもの、中期には幕府による薬園の拡大と先進的な藩での薬園の設置、中期から後期には後続の諸藩や商人、本草学者などによる開園があいつぎ、ほぼ日本全土に広がった。これらを、設置の起源や意図を異にする官製、私製及び外国製の三つのタイプにわけて、以下に種類別に薬園設置の時期や目的、場所などを見てみよう。

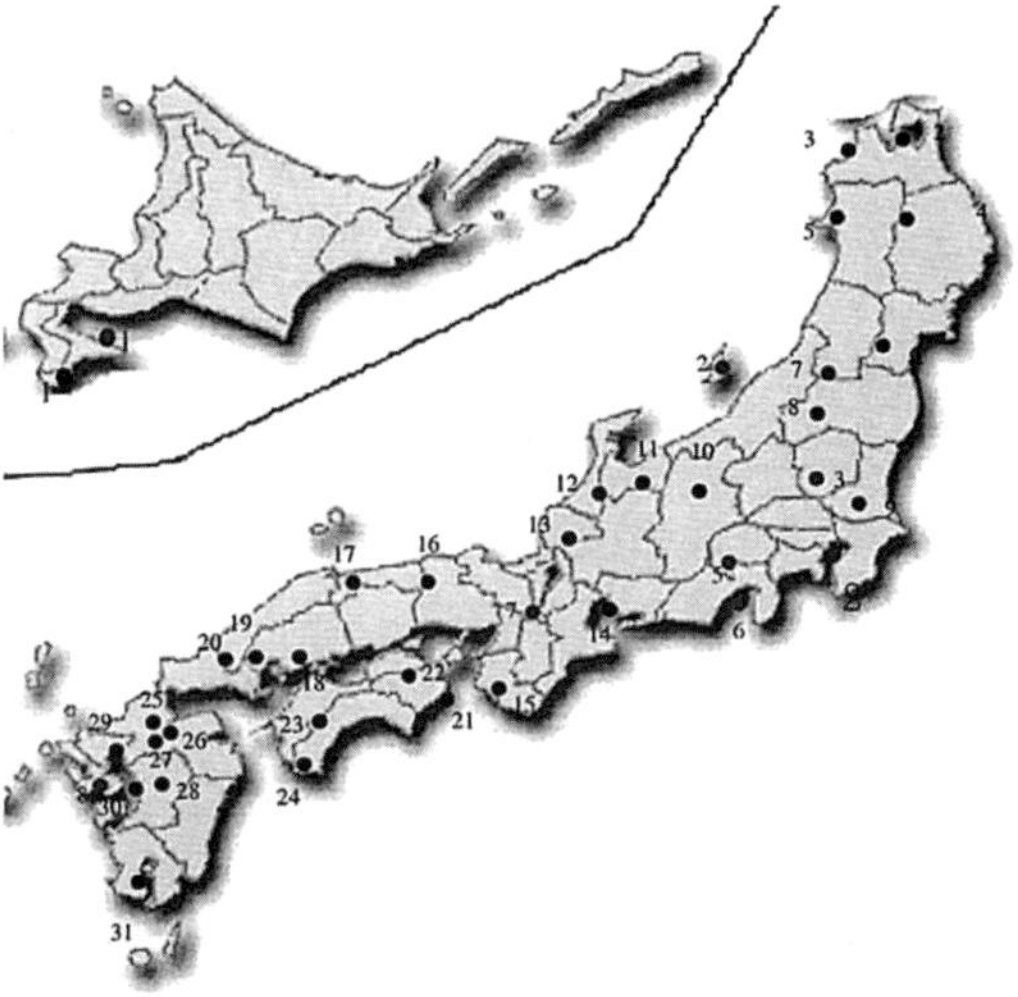

●幕府の薬園　●藩の薬園

1	函館	1	松前	9	水戸	17	松江	25	秋月
2	佐渡	2	七戸	10	松代	18	廣島	26	福岡
3	下野	3	津軽	11	富山	19	津和野	27	久留米
4	江戸	4	南部	12	加賀	20	萩	28	熊本
5	甲府	5	秋田	13	福井	21	徳島	29	武雄
6	駿府	6	仙台	14	尾張	22	高松	30	島原
7	京都	7	米沢	15	和歌山	23	松山	31	薩摩
8	長崎	8	会津	16	鳥取	24	宇和島		

薬園の所在地

① 官製の薬園

将軍家直轄の薬園として、徳川家三代将軍家光によって江戸城の南北（麻布・大塚）二ヵ所に開設されたものが最初の御薬園である。これらはその後、統廃合されて新たに設けられたのが小石川御薬園であり、駒場御薬園である。幕府は江戸の他に、外国との唯一の接点であった長崎や京都にも御薬園を設けた。また、朝鮮人参などの栽培園を下野や佐渡などにも設けた。朝鮮人参の国産化にとりわけ力を入れた幕府は、享保十年（一七二五年）に清国から長崎経由で一〇〇粒余りの種子を入手し、更に三年後には対馬の宗家から朝鮮産の種子六〇粒余りを献上させ、それぞれ発芽試験や栽培試験を行っている。栽培化に成功した結果、日光の朝鮮人参は宝暦十三年（一七六三年）にはおよそ五万株に増えたといわれ、その後は輸出するまでに至った。

加えて、江戸時代中後期は幕藩体制が充実し、地方分権が進んだこと、吉宗が推進した「諸国之産物御尋案文」に見られるような各地の産物の調査・開発が引き金となって、各藩による薬園が次々と開園された。次ページの表に代表的なものを挙げたが、これ以外にも上田三平の『日本薬園史の研究』によると、藩の大小にかかわらず松前、津軽、仙台、米沢、水戸、松代、富山、加賀、福井、和歌山、鳥取、松江、津和野、徳島、宇和島、松山、久留米、秋月の諸藩にも薬園が設けられた。地図上でながめると、北海道から九州まで日本全国に薬園があったことがわかり、幕末までには報告されていないものも含めるとほとんどの藩に薬園があったのではないだろうか。

こうした薬園に共通して見られるのは、薬用・食用などとして役に立つ植物を採取、収集して栽培し、安定して薬や食物を供給することで民衆の不安を取り除くこと、産業を興すことなど、治国（藩）の目的をもったものであった。そのために幕府はもちろんのこと諸藩も蘭学者や本草学者を積極的に採用した。

シーボルトの弟子の中、加来佐一郎は島原藩に、二宮敬作は宇和島藩に仕え、実際に薬園の運営に携わった。

幕府開設の薬園

薬園名	開設	（西暦）
江戸麻布・大塚	寛永15年	（1638）
京都鷹ヶ峯	寛永17年	（1640）
長崎	延宝8年	（1680）
江戸小石川	貞享元年	（1684）
江戸駒場	享保5年	（1720）
駿府	享保10年	（1725）
久能山	享保11年	（1726）

各藩設置の薬園

藩名	開設	（西暦）
尾張	元禄年間	（1688～1703）
南部	正徳5年	（1715）
高松	享保年間	（1716～1735）
会津	享保年間	（1716～1735）
熊本	宝暦6年	（1756）
萩	明和3年	（1766）
薩摩	安永8年	（1779）
久留米	天明6年	（1786）
福岡	寛政12年	（1800）
秋田	文政3年	（1820）
廣島	文政年間	（1818～1829）
島原	弘化3年	（1846）

藩主の中にも、鹿児島藩の島津重豪のようにシーボルトと交わり、優れた薬園経営を行った者もいた。

② 私製の薬園

幕府・各藩の庇護のもとで活躍した裕福な商人や本草学者など、個人によって作られた薬園もあった。ここでは設置の目的が絞られており、商人の場合は商品化するための増産であり、本草学者のものは学問的な関心に基づいて収集し、栽培したものだった。商人（薬種商）が設置したものとして、享保七年（一七二二年）に薬種商桐山太左衛門が幕府の許可を得て下総国千葉郡小金原に開設したこと、同じく享保年間に伊藤伊兵衛が巣鴨に薬園を設置したことが記録されている。また、本草学者によるものとして寛永十四年（一六三七年）に開設された板坂卜斎の薬園、植物二千種を栽培していて、文政六年（一八二三年）江戸参府の際に訪れたシーボルトを驚かせた尾張の水谷豊文の薬園、シーボルトに師事した伊藤圭介が安政五年（一八五八年）名古屋朝日町に開園した「旭園」などが著名である。特殊な例として、後に述べる長崎代官末次平蔵が密貿易品を植えるために作った「十禅寺薬園」、享保十四年（一七二九年）に森野藤助が幕府の御薬草御用係植村左平次の大和での採薬道中を案内し、報酬に薬草を貰って栽培を始めた「森野薬園」もここに含まれる。

③　外国製の薬園

江戸時代には外国人によって作られた、国外から持参した種子を播いたり、日本の植物や薬草を収集し、調査するための薬園もあった。出島のオランダ商館やシーボルトの鳴滝塾に併設されたものがこれに相当する。最初に出島に薬園を作ったのはケンペルであったが、その後シーボルトによって再建・拡充され、一時期には日本産や中国産の千種以上の植物が植えられ、ヨーロッパへの日本の植物の導入や紹介に活用された。しかし、これらのものはシーボルト事件が発覚してシーボルトが追放されたのに伴い、文政十二年（一八二九年）に廃止された。

十七世紀以降のヨーロッパの帝国主義の国、特にイギリスとオランダではプラント・ハンターと呼ばれた人たちが未知の植物を求め、植民地をはじめとして海外各地へ出ていった。園芸が盛んになったため、珍しい植物を手に入れると多大な利益をあげることができたからである。南米で見つかったキナのように、特効薬となる薬用植物の探索も目的のひとつだっただろう。植物分類学の父と呼ばれ、命名法を確立したリンネとその弟子たちのように、世界中の植物を科学的に調査するために植物を収集した人たちもいた。出島に滞在し、日本の植物を調査したツュンベリーはリンネの愛弟子であり、研究成果を『日本植物誌』として著した。シーボルトも精力的に日本の植物を調査し、収集したが、その目的の一つは生きた植

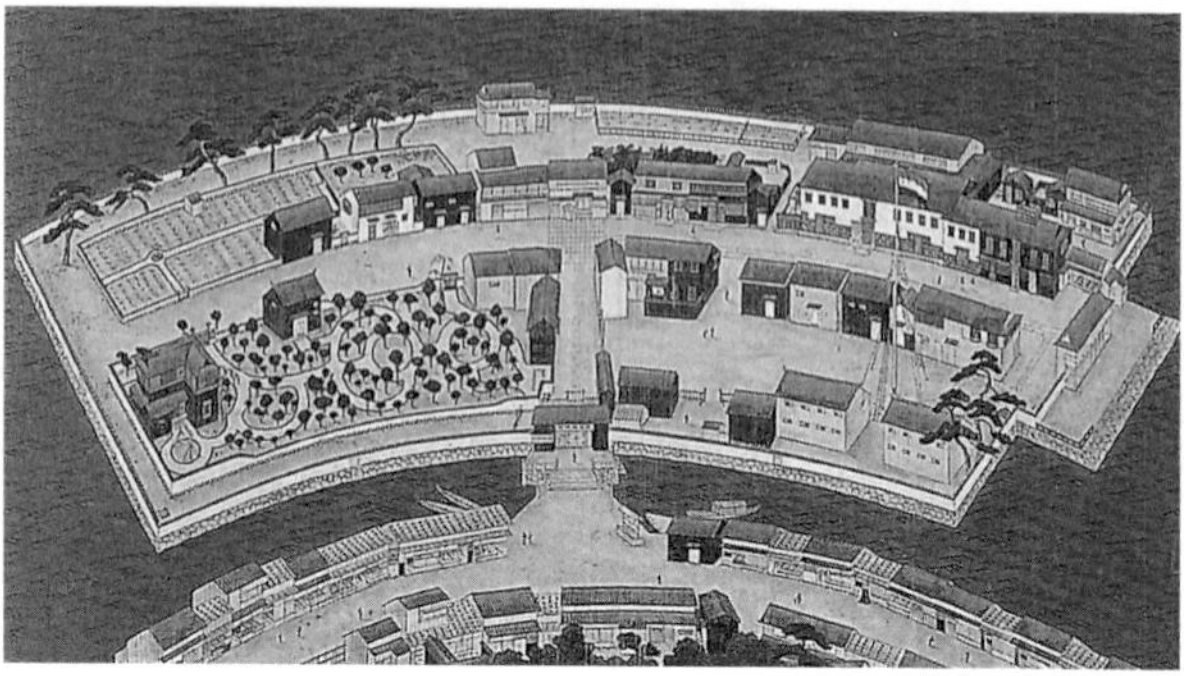

「出島」（「長崎諸役場絵図」長崎市立博物館蔵より）
左下半分が植物園だった。

物を本国のオランダに届けることだったことから、彼もプラント・ハンターの一面を持っていたといえるだろう。

次にこうした薬園の中で、徳川時代に唯一外国への門戸が開かれていて、「出島」にも「新地・唐人屋敷」にも地理的に最も近く、その恩恵を直接受けた幕府直轄の長崎御薬園について詳しく見てみよう。それは、出島や新地から入ってきた植物はまずは長崎の御薬園で受け入れ、更に他の幕府直轄地に移されたり、諸藩に譲渡されたと思われるからである。十八世紀末のイギリスで新たに利尿作用が発見されたばかりのジギタリス（後に強心作用がみとめられたゴマノハグサ科の植物）はシーボルトによって日本に導入されたと言われるが、このジギタリスやヨーロッパ産のカミツレ、ヘンルーダなどが長崎以外の御薬園で栽培されていたことからも明らかである。

長崎御薬園の変遷

設置場所	開設期間	広さ（坪）
小島郷十善寺（現館内町）	延宝８年～元禄元年（1680～1688）	8,766
立山奉行所内（現立山町）	元禄元年～享保５年（1688～1720）	?
小島郷十善寺（現十人町）	享保５年～文化６年（1720～1809）	1,179
西山郷（下西山町）	文化７年～慶応３年（1810～1868）	1,228

長崎御薬園

延宝八年（一六八〇年）徳川家四代将軍家綱の時代に、長崎奉行牛込忠左衛門が長崎の小島郷十善寺（十禅寺）（現在の館内町）跡に薬園を開設したのが御薬園の最初である。しかし、長崎での薬園の実際の開設はこれ以前にさかのぼり、長崎代官末次平蔵が密貿易で入手した珍しい草木やその種子を支配下の空地になっていた十禅寺跡を開拓し植えたのが始まりである。この末次家が没落後、幕府がこの薬園を没収して拡張し、正式に御薬園として管理をはじめた。幕府は密貿易を黙認し、献上品を受け取っていたことからも末次家の滅亡は不自然で、幕府のなんらかの関与があったものと考えられる。以後、上表および以下の詳細のように移転を重ねた。

小島郷十善寺のものは末次氏の薬園を継承しており、

八、七六六坪と歴代で最も広かった。唐人屋敷跡（現館内町）がかつての御薬園だったということだけで、現在地には薬園跡を示す碑も遺構も残されていない。広さから言ってもかなりの植物があったと思われるが、記録に残っているのは杜仲（トチュウ）、半夏（ハンゲ）、龍眼樹（リュウガンジュ）、肉桂（ニッケイ）など三三種である。

当時、日本で使用されていたのは漢方薬がほとんどであったこと、日本の本草学が李時珍の『本草綱目』を手本にしていることもあって、記録もほとんどが生薬名で記されており、現在のように植物名と生薬名との区別がなされていない。これは、この時代の日本の薬園の記録に共通しているものである。ちなみに、日本で初めて植物名と生薬名が併記され、かつ学名が記載された植物学の本を目にすることができるのは『泰西本草名疏』である。これは先に触れたツュンベリーの『日本植物誌』をシーボルトから手に入れた伊藤圭介による名訳である。

元禄元年（一六八八年）にこの場所に唐人屋敷を作ることになり、ここにあった薬草木は次の適地が見つかるまでということで岩原郷立山役所内に移植されたが、ここが三十三年間も御薬園として使用された。長崎の役所は最初は外浦町《ほかうら》（現万才町、江戸町）にあったが、業務が増えたこともあり、その後延宝元年（一六七三年）に新たに一ヵ所増やされた。それが立山奉行所（現立山町）であったが、奉行所内のどこに薬園が設けられたのかは明らかにされていない。長崎諸役場絵図「立山奉行所」（長崎市立博物館所蔵）から判断して、役所の建物より一段と高い位置にある、現在長崎県立図書館の建っている場所が薬園だった可能性が強い。

立山奉行所内では狭くて不自由したと思われ、更に、御薬園は享保五年（一七二〇年）には小島村、天草代官所跡地（小島郷十善寺）に移された。この頃は特に、吉宗によって海外から有用植物の輸入が奨励されたこともあって、その受け入れの窓口を果たしていた長崎御薬園の業務が増え、ここで受け入れた苗や種子は一旦栽培した後、江戸の小石川や駒場の御薬園に送られた。また、幕府用品が不足した場合は直接に献上したり、奥医師に高額で売り渡していたらしい。天明の頃のものか、ここで栽培された薬草木六六種が記録されている。また、天明八年（一七八八年）のものとして春木南湖による「御薬園写生図」が残されている。薬園としての歴史はこの地が最も長く、八十九年間にわたって活用された。

弘化三年（一八四六年）の「肥州長崎図」には唐人屋敷に隣接して十善寺郷の「御薬園」の位置が記されているのに対し、それ以前の享和二年（一八〇二年）の「肥州長崎図」に、すでに次に述べる移転前の西山御薬園の位置が記されている。これは早くから、西山への移転を決めて準備を進めていたことと、大木は移転しなかったことから、移転後もかなり長い間、長崎の人たちには十善寺の跡地も御薬園と思われていたためだろう。

「肥州長崎図」からもわかるように、十善寺郷の地は出島や新地に近く、荷揚げされた植

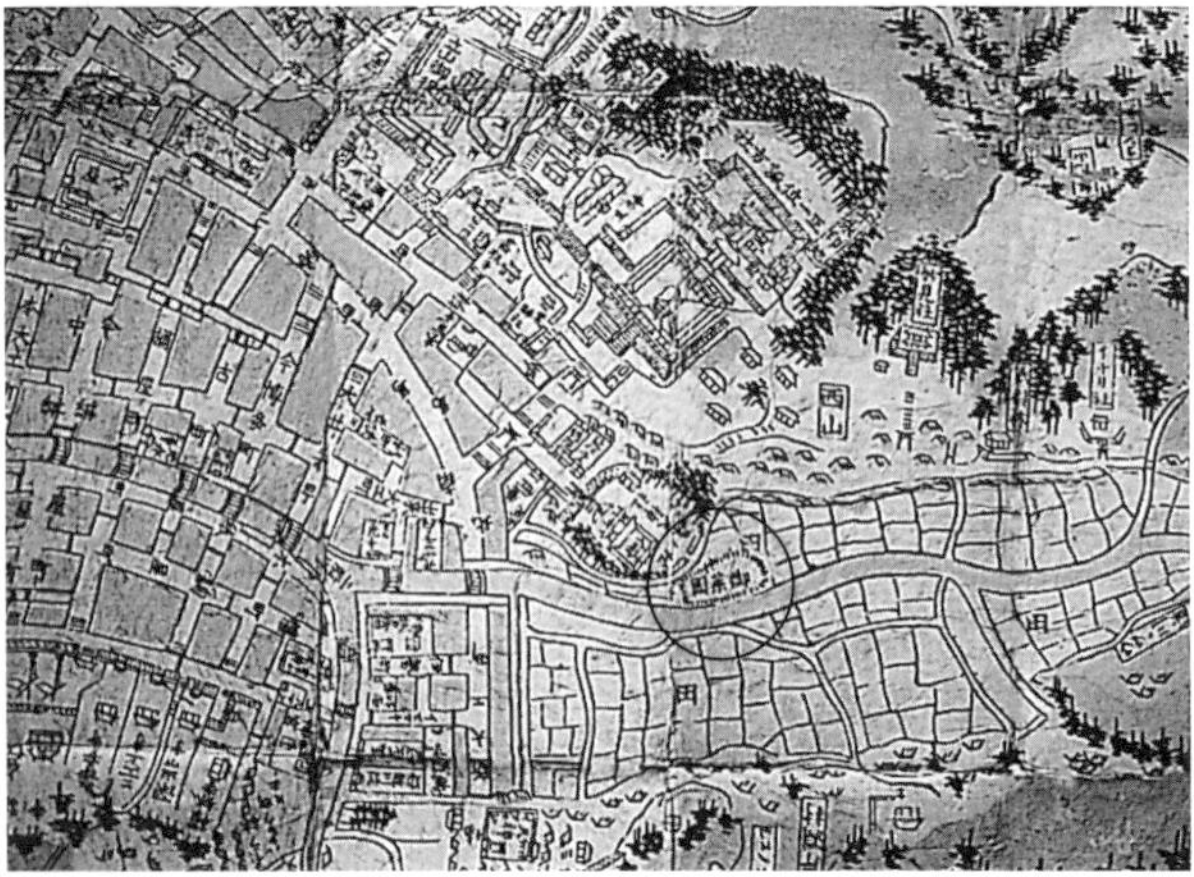

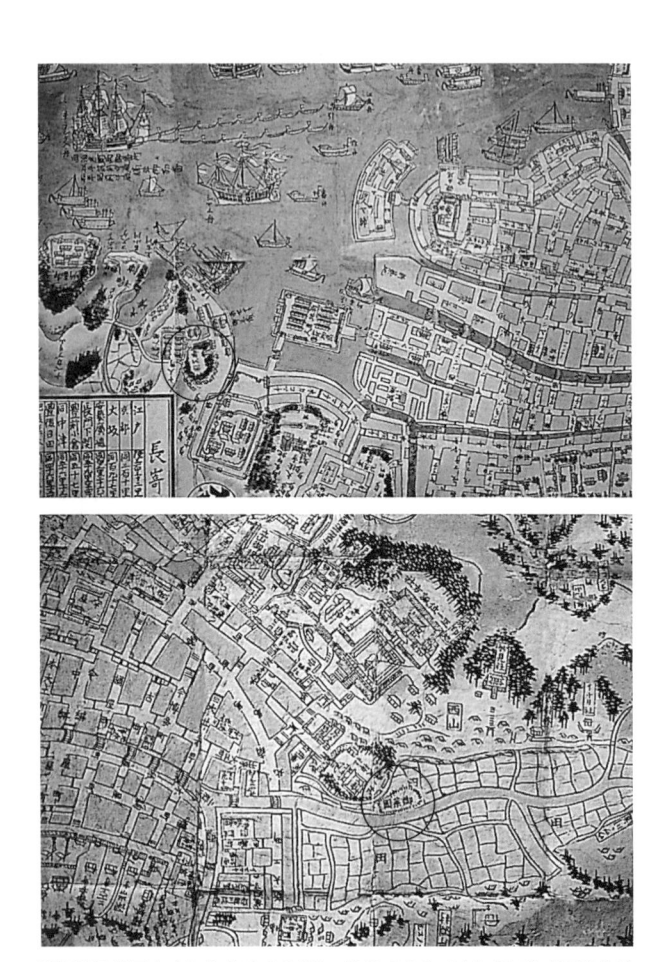

「肥州長崎図」（大畠文次右衛門，弘化３年）（上）及び（長崎文錦堂，享和２年）（下）（いずれも長崎県立図書館蔵）御薬園を円で示す。十善寺御薬園（上図中）及び西山御薬園（下図中）に御薬園の名所あり。上図からは港に浮かぶ出島や新地の位置もよくわかる。

物を移すには非常に便利だった。しかし海岸に近く、潮風を受けるため薬草木の栽培に適さないということで、更に適地を求めて、文化七年（一八一〇年）に西山郷（現西山町）に移転された。場所は松森神社の石垣に沿った斜面で、そこを三段に分けた段々の圃場があった。広さ一、二二八坪で、長崎市立博物館所蔵の長崎諸役場絵図「西山御薬園」に、移転前の「御薬園」と共にその詳細をみることができる。

ここに移転する際には十善寺に大木は残したままで、移転したものでも多くの草木が枯れたらしい。文化十一年（一八一四年）の長崎奉行附き医師、中岡益叔の実見記によると「地新たにして古来漢種草木多く枯れて不存、今あるところ……」といって、四二種の御薬園御草木品目を残している。また、オランダ船で持ち込んだ蘇方木、胡椒、檳椰樹、および椰子の四種の苗が寒さのため冬に枯死して残念だと書き留めている。更に、最近の石山禎一氏の研究によると、シーボルトがこの西山御薬園を文政十年（一八二七年）に訪れて調査し、ここで栽培されていた植物一〇八種を自筆で記録していること、この調査の時の植物標本がライデン大学に今も残っていることなどが新たに明らかになった。

シーボルトが来日する少し前の文政初年のものと思われる西山御薬園の薬草目録には次の七〇種が記録されている。

山梔子（サンシシ）、烏薬（ウヤク）、酸棗仁（サンソウニン）、木瓜（モッカ）、山茱萸

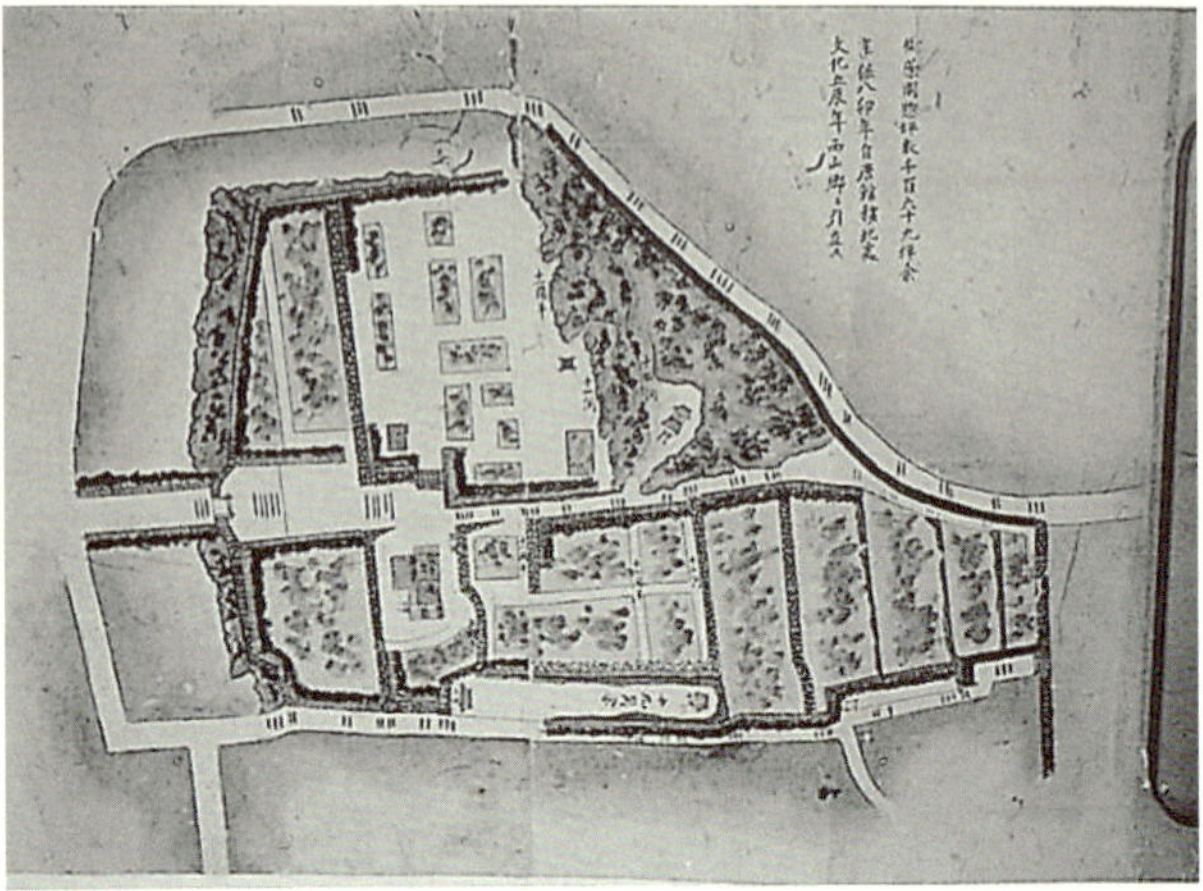

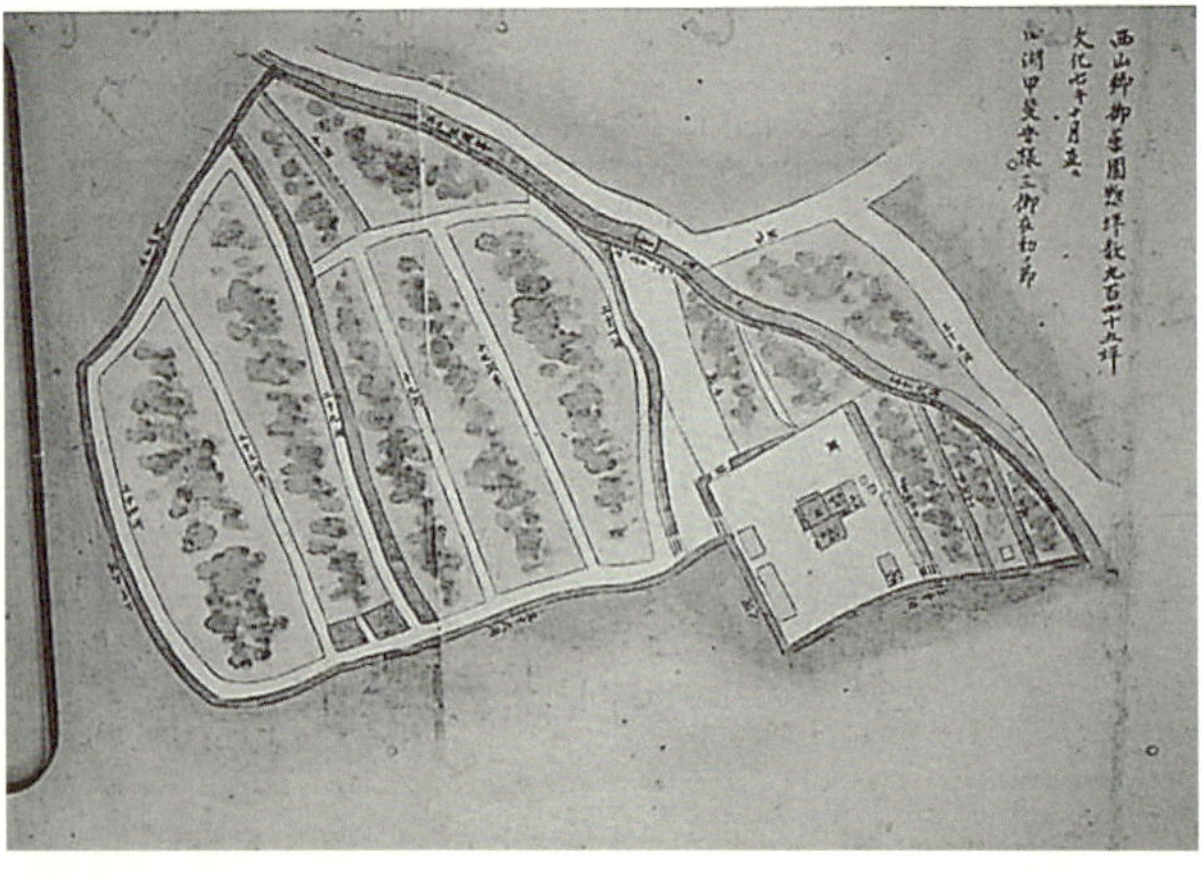

「御薬園」(上図)及び「西山御薬園」(下図)(「長崎諸役場絵図」長崎市立博物館蔵より)
御薬園とは西山に移転前の十善寺御薬園を指す。

（サンシュユ）、仏手柑（ブッシュカン）、呉茱萸（ゴシュユ）、槐樹（エンジュ）、牡荊（ボケイ）、杜仲（トチュウ）、木蠟樹（モクロウジュ）、肉桂樹（ニッケイジュ）、辛夷（シンイ）、西府海棠（サイフカイドウ）、木犀（モクセイ）、楝（レン）、枳樹（キジュ）、楓樹（フウジュ）、方竹（ホウチク）、対青竹（タイセイチク）、大明竹（ダイミョウチク）、貝母（バイモ）、天門冬（テンモントウ）、青木香（セイモッコウ）、艾（ガイ）、大戟（タイゲキ）、大黄（ダイオウ）、大麦門冬（ダイバクモントウ）、小麦門冬（ショウバクモントウ）、何首烏（カシュウ）、草菓（ソウカ）、覆盆子（フクボンシ）、白附子（ハクブシ）、萎蕤（イズイ）、黄精（オウセイ）、川芎（センキュウ）、薄荷（ハッカ）、茴香（ウイキョウ）、金桜（キンオウ）、前胡（ゼンコ）、地楡（チユ）、甘草（カンゾウ）、桔梗（キキョウ）、蒼朮（ソウジュツ）、三七（サンシチ）、使君子（シクンシ）、玄参（ゲンジン）、甘遂（カンスイ）、当帰（トウキ）、白蘞（ビャクレン）、黄芩（オウゴン）、金灯草（キントウソウ）、蔓生百部（マンセイビャクブ）、特生百部（トクセイビャクブ）、白薇（ビャクビ）、白前（ビャクゼン）、土茯苓（ドブクリョウ）、蓖麻（ヒマ）、蓍草（シソウ）、黄耆（オウギ）、竜胆（リュウタン）、防已（ボウイ）、菊葉黄連（キクバオウレン）、良姜（リョウショウ）、知母（チモ）、淫羊藿（インヨウカク）、北五味子（ホクゴミシ）、浙江大青（セッコウタイセイ）、馬蹄決明（バテイケツメイ）、茳芒決明（コウホウケツメイ）。

十善寺のものにしろ西山のものにしろ、薬草木が江戸の小石川御薬園や京都御薬園に植栽のものと大部分が一致する。これも、国外からの薬草木の受け入れがまずは長崎の御薬園で行われたことを知ればいたって当然といえよう。御薬園の管理のために薬園係が置かれ、薬種目利《めきき》や唐通事、蘭通詞、医師などが係に任命され薬草木の増殖を行った。西山御薬園の幕末の薬種目利だった中尾氏保存の『御薬園御薬草木改帳』（安政三年）の写しには八〇種の植物が記載されているが、およそ四十年前のものと思われる先の目録に記載のものと比較してカタカナ書きの植物が増えている。アフリカ産のアラビヤゴム樹（マメ科のアラビアゴムのことでインド産の可能性もある）や熱帯アメリカ産のカスカリルラ（トウダイグサ科のカスカリラノキのことか）の名前もあり、江戸末期に外国産の植物が多く入ってきたことを物語っている。地中海産のユリ科の海葱（カイソウ）は、植物図鑑には明治に渡来との記述も見られるが、改帳には「海葱之類」との記載がすでに見られる。これらをシーボルトが記録したものを含めて比較すれば、江戸時代後期から末期に導入された薬用植物の変遷が明らかになるだろう。

西山御薬園は明治維新後にいったん長崎県の所有となった後、土地と薬草木は入札により売却され、御薬園としての幕を閉じた。跡地は現在の松森神社の裏手から西山郵便局の背後に至る斜面で民家が密集していて名残は全くない。ただ、当時の御薬守小屋のあったところが瀬戸口氏宅（下西山町）となっており、庭内に「鎮守神農の像」を奉っていた石の祠が今も残っている。神農像本体は大正に入って松森神社に奉納され、現在に至っているが、一九七四年以降は長崎県薬剤師会の主催で毎年薬祖神祭が十一月に開催され、神農像が披露されている。天然記念物に制定されている「松森の大樟」が御薬園の開設当時から今日までのこうした変貌を見つめつづけたであろう。

参考文献

長崎文錦堂「肥州長崎図」吉田文庫（一八〇二年）
伊藤圭介『泰西本草名疏』（一八二九年）
大畠文次右衛門「肥州長崎図」（一八四六年）
福田忠昭『御薬園御薬草木改帳』（一八五六年）
長崎諸役場絵図「御薬園」「西山御薬園」「立山奉行所」（長崎市立博物館所蔵）
香月薫平「長崎地名考旧蹟之部」虎興琥商店（一八九三年）
白井光太郎『本草学論考』春陽堂（一九三三年）
国際産業博覧会記念「長崎付近名所案内」（一九三三年）
白井光太郎『日本博物学年表』大岡山書店（一九三四年）
長崎市教育委員会『長崎市史地誌編』「旧蹟の部」清文堂出版（一九六七年）

上田三平『日本薬園史の研究』渡辺書店（一九七二年）
杉本つとむ『江戸の博物学者たち』青土社（一九八五年）
石山禎一『シーボルト　日本の植物に賭けた生涯』里文出版（二〇〇〇年）

第二章　近代薬学の導入期

1　オランダ人医師による近代薬学の導入

鎖国時代、シーボルトに至るオランダ商館医によって西洋医学が長崎を経由して日本に伝授されてきた。シーボルトの研究協力者であったビュルガーは日本に初めて化学的な手法を用いた実験的手法による分析を持ち込んだようである。このようにして日本に浸透し始めた自然科学としての化学の教育は、幕末から明治にかけて大きくその形を変えていくことになり、この時期を日本への近代薬学の導入期と考えることができよう。この導入期にも鎖国時代に引き続き多くのオランダ医たちが活躍した。近代西洋医学教育の父と称され、長崎大学医学部の創立者であるポンペ、日本に生理学を導入したボードウィン、理化学専門の教師ハラタマをはじめとする、主にユトレヒト陸軍軍医学校出身の面々である。彼らは長崎の地に招かれ、長崎の地で教鞭をとったのである。次ページの図は長崎に滞在したオランダ医のうち主な者の名を来日順に、彼らの在日期間とともに表したものである。

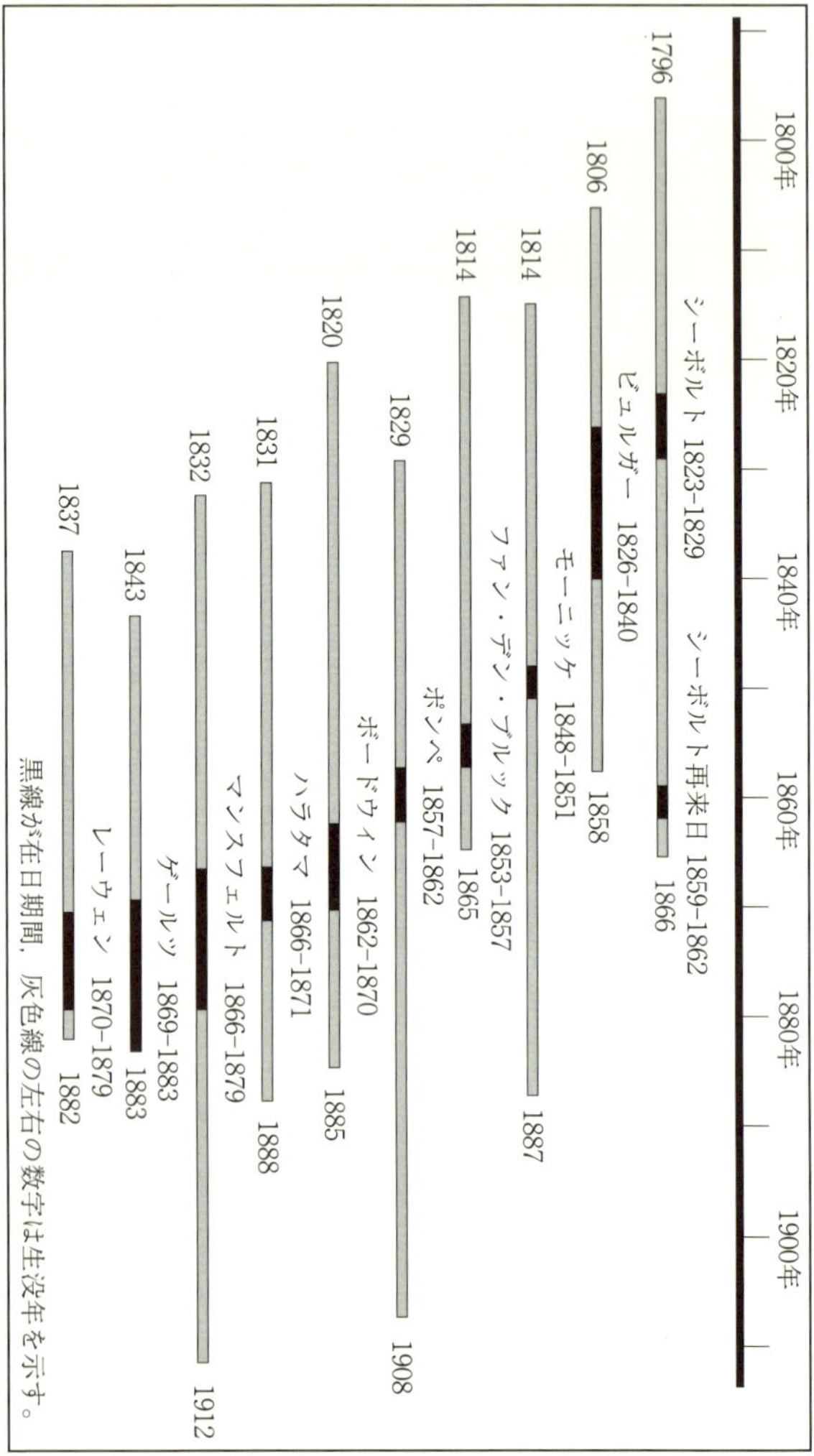
1800年
1820年
1840年
1860年
1880年
1900年
1796 シーボルト 1823-1829 シーボルト再来日 1859-1862 1866
1806 ビュルガー 1826-1840 1858
1814 モーニッケ 1848-1851 1887
1814 ファン・デン・ブルック 1853-1857 1865
1829 ポンペ 1857-1862 1908
1820 ボードウィン 1862-1870 1885
1831 ハラタマ 1866-1871 1888
1832 マンスフェルト 1866-1879 1912
1843 ゲールツ 1869-1883 1883
1837 レーウェン 1870-1879 1882
黒線が在日期間，灰色線の左右の数字は生没年を示す。

商館医と日本での滞在期間

オランダ海軍軍医が教えてくれた近代西洋医学

日本は鎖国状態であったとはいえその当時の世界情勢を、少なくとも一部の幕府高官はかなり正確に把握していたようである。それらはオランダを通じて蓄えられた知識に他ならない。とは言え一八五三年（嘉永六年）、唯一の窓口「長崎の出島」ではなく浦賀沖に現れたペリー率いる四隻の黒船が幕府に与えた衝撃がいかに大きなものであったかは想像に難くない。幕府がまずなによりも海防の充実を図ることを考えたのは当然のことであろう。早速、長年友好を続けてきたオランダに協力を求め、軍艦の寄贈と二隻の軍艦建造、並びに海軍教育班の派遣などの話し合いが成立した。オランダにとっても日本との交易拡大は有利だと考えたのであろう。一八五五年（安政二年）、軍艦スームビング号（日本名「観光丸」）がオランダ国王からの贈り物として幕府に寄贈された。この船の乗員、ライケンらは教師となり、長崎に開設された海軍伝習所で、第一次海軍伝習は始まった。この年に来日したオランダ軍医ファン・デン・ブルック（Jan Karel van den Broek）は長崎奉行からの依頼を受け、長崎通詞達に化学・物理学の伝習を始めたが、断片的な「科学教室」といったものであったらしい。オランダ人の先生が日本語を話すわけもなく、通詞という通訳を介しての、または通詞自身が生徒であった。海軍伝習には幕府のみならず、各藩からも伝習生が参加することができた。筑前藩から長崎に来ていた河野禎造はわが国最初の無機分析化学書『舎密便覧』（一八五九年）を著した。この本はドイツの分析化学者 H. Rose の Handbuch der Analytischen Chemie が原本である。オランダの H. Kramer Hommes が翻訳して一八四五年に出版したものをファン・デン・ブルックが門弟の河野に与え、彼はこれを翻訳した。第一次海軍伝習は一八五七年に終了した。

第二次海軍伝習とポンペの来日

一八五七年（安政四年）、カッテンディーケを隊長とする第二次海軍伝習の派遣教官団三十七名が、ヤパン号で来航した。ヤパン号（のちに咸臨丸となる）は幕府がオランダに頼んで造ってもらった船で長崎の港にやってきた。この中に、幕府の軍医派遣の要請に応えてカッテンディーケが選んだオランダ海軍二等軍医ポンペが入っていた。ポンペこのとき弱冠二十八歳。彼はその時から五年間にわたり日本に滞在し、日本の医学教育に大きな一歩を標すことになる。

一方ポンペを迎える日本側の中心として活躍したのは松本良順である。松本良順は下総佐倉の生まれで順天堂医院の開祖、佐倉藩医佐藤泰然の次男として生まれた。幕府医官松本良輔の養子となり長崎に来ていた。この当時は蘭方禁止の時代で漢方医が力をもっていたようで、松本良順も表向きは漢方医であった。なお松本良順は後に、明治維新に際しては養家の関係から幕府方についたが、その後許されて病院を設立したそうである。やがて山県有朋に知られ、陸軍軍医部の編成に努め、一八七三年（明治六年）初代の陸軍軍医総監となった。『養生法』『通俗衛生小言』などを著し、晩年は趣味人として自適の生活を送り、一九〇七年（明治四十年）没した。

医学伝習の始まり

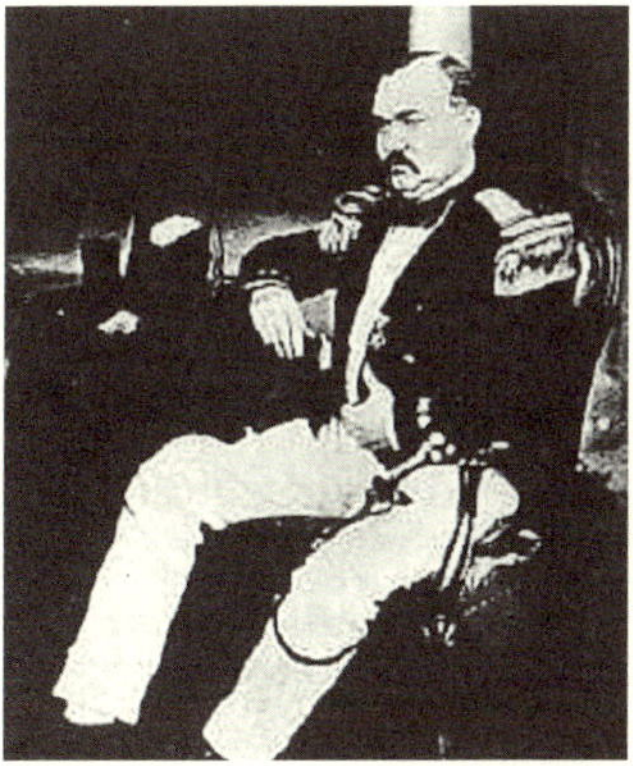

ポンペ van Meerdervoort Johannes Lydius Cathrinus Pompe (1829-1908)
1829年に陸軍士官の子として生まれた。ユトレヒト陸軍軍医学校に医学を学び，すぐに海軍軍医として勤務している。このころから第二次海軍伝習教官団の隊長カッテンディーケの船に乗船していたこともあり，海軍伝習隊の医師に選ばれ日本へ来ることになった。

やがて、第二次海軍伝習が始まり、海に囲まれた日本の海岸を守るため咸臨丸に乗り込んだ伝習生達は波にもまれながら日夜海軍伝習に打ち込み始めた。一方、日本の長崎の地を踏みしめたポンペは松本良順らに迎えられ、医学の医の字はおろか、その土台となるべき基礎科学の知識にさえ乏しい者たちに、西洋医学を文字通り一から一人で伝えようと悪戦苦闘を始めた。一八五七年（安政四年）十一月十二日、出島の前にあった長崎奉行所西役所の医学伝習所（現在の長崎県庁所在地）で医学伝習（医学教育）は始められた。なお、長崎大学医学部はこの日を創立記念日としている。医学伝習が始まって間もない一八五七年十二月末には、ポンペは長崎に天然痘が蔓延しはじめたので公開種痘も開始している。はじめは海軍伝習の一部として始まったこの医学伝習であったが、一八六〇年（万延元年）には海軍伝習が終了し、カッテンディーケ隊長以下の隊員は帰国した。ポンペとハルデスは残り、医学伝習所は長崎の街を見下ろす東方の丘の小島郷に場所を移して医学所となり、その隣には日本最初の洋式病院である養生所が設置された。

ポンペの医学伝習

ポンペに課せられた使命は日本人に西洋医学、つまりポンペの学んだ医学を教えることであった。ポンペが偉大な点に、うわべだけの医学術を教えたのではなく、物理、化学等のいわゆる基礎科目を含めて解剖学、生理学、病理学等の講義から系統的な医学教育を始めたことがあげられる。現在では医学部の学生が基礎科学科目の勉強からスタートするのは当然のことであるが、すぐ役立つ臨床教育のみならず、基礎教育も含める困難ではあるが理想的な道を選んだわけである。

さらに、医学伝習においては西洋医学のイロハも知らない伝習生に言葉の壁を乗り越えて立ち向かわなければならなかったのである。教える側、教わる側の困難と苦労は計り知れない。

この難業を若くして成し遂げたポンペの偉業は強く、高く称賛されるべきである。

ポンペのカリキュラム

ポンペが長崎で教えた医学はポンペ自身の学んだものである。ポンペのカリキュラムが知られているが、ポンペの出身校であるユトレヒト陸軍軍医学校のカリキュラムに準拠したものである。採鉱学が含まれているのは長崎奉行の要望に応えた結果のようである。軍医学校の特徴である、理論と実地能力のバランスのとれた医師の養成が長崎にも受け継がれた。そのため内容は臨床的であり、しかも救急治療に直ちに役立つような実学であったと推測されている。

また、次の表は一八五九年一月一日（安政五年十一月二十八日）にポンペが決めた講義表である（石田純郎『蘭学の背景』思文閣出版より）。

曜日	午前	午後
月	病理学総論	化学
火	解剖学	生理学
水	病理学総論	化学
木	解剖学	生理学
金	病理学総論	化学
土	解剖学	採鉱学

（九時半より十一時まで）

最初は言葉の問題が大きく、一日わずか三時間の講義であったが、後半の臨床医学の講義は一日八時間にも及んだ。何度も繰り返すが言葉の壁は如何ともなしがたい。オランダ語の堪能な松本良順、司馬凌海そして佐藤尚中は、昼にあったポンペの講義をもう一度夜復講して他の学生の理解を助ける努力をした。

ポンペによる医学伝習はそのものが日本ではじめての系統的なものであるが、医学教育の歴史から見て重要なはじめてがいくつかある。その一つが一八五九年九月（安政六年八月）に西坂の丘の刑場で三日間にわたって行われた日本初の死体解剖実習である。ポンペはその後も死体解剖を行っているが、その見学者の中にはシーボルトの娘お稲（楠本イネ）も混じっていた。この解剖実習は簡単に実現したものではなく、その許可が下りるまでは、図版をパリから取り寄せた人体解剖模型（キュンストレーキ）によって説明していた。キュンストレーキとは紙製の人体解剖模型で、フランス人の解剖学者オズー（Louis Thomae Jerôme Auzoux）によって作られた。解剖用死体の不足を補うために作られ、フランス語では"Anatomie Clastique"（分解できる解剖模型）と呼ばれている。キュンストレーキ（Kunst lijk）はオランダ語で人工死体を意味する。日本にも、長崎大学に一体（男）、金沢大学に一体（男）、福井医師会に二体（男・女）などが現存している。長崎の一体はポンペにより一八六〇年にパリから取り寄せられたらしい。

日本初の西洋式病院「養生所」

今ひとつの「はじめて」は先にも述べたが、一八六一年八月に日本で最初の近代的西洋医学に基づく病院である養生所が医学所と並んで設置されたことである。養生所設置への道のりも易しいものではなかった。日本滞在の五年の間、ポンペは数多くの患者を治療し、猛威を振るったコレラとも戦った。コレラの治療法としては、キニーネとアヘンを配合したものを飲み、入湯することであった。ポンペの努力は、漢方医の治療を上回る成果を収めコレラ

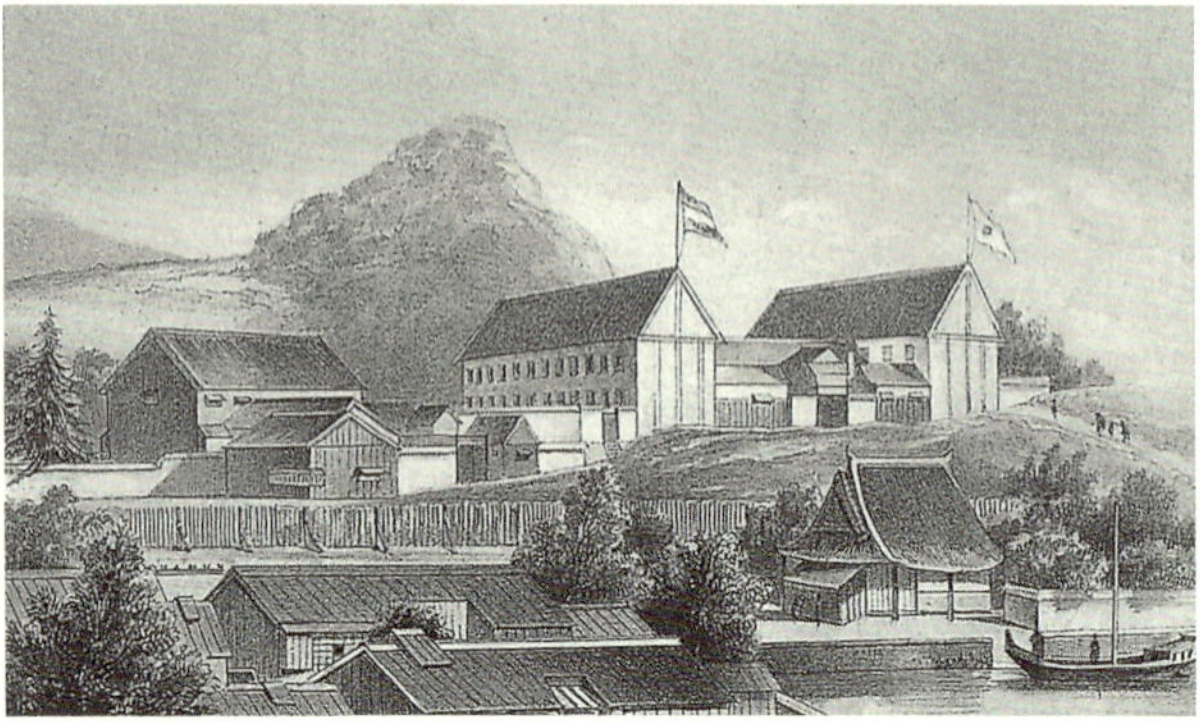

養生所（長崎大学附属図書館医学部分館蔵）
小島につくられた洋式病院。出島からの眺めと思われる。現在は佐古小学校があり，思案橋にも比較的近い。

も沈静化したので、長崎の町の人々はポンペに次第に信頼と尊敬を寄せるようになっていった。

養生所は医学校（医学所）に付置された日本で最初の一二四ベッドの西洋式附属病院である。ポンペは多くの日本人医学生に対して養生所で系統的な講義を行い、患者のベッドサイドで医の真髄ともいうべきものを教えた。その教え子達によって本邦に西洋医学が定着したので、近代西洋医学教育の父と称されている。

ポンペの著書に、次のような学生を教え諭した言葉が記されている。「医師は自らの天職をよく承知していなければならぬ。ひとたびこの職務を選んだ以上、もはや医師は自分自身のものではなく、病める人のものである。

もしそれを好まぬなら、他の職業を選ぶがよい」。ポンペのこの言葉は医学を志す学生のみならず、医療の一翼を担う薬学部の学生にとっても共通の言葉である。ポンペは後任ボードウィンの着任を待って一八六二年十一月に帰国したが、最後に学生に卒業証書を手渡している。

ポンペの使った薬

ポンペの使った薬を表に示す。

一八五八年七月から翌年七月までの間に必要とされた薬とその数量と医療品その他に関する請求書が残されている。ポンペがバタビアの「国立医薬貯蔵所」に宛てて出したものである。薬種は約一九三種類で医療品の品目は約五六種にのぼる。

ボードウィン

ポンペの帰国後、長崎の医学校、養生所の二代目オランダ人医学教師として、一八六二年（文久二年）に来日したのがボードウィン（Bauduin Antonius Franciscus）であった。ボードウィンもポンペの教育方針を継承して、医学と同時に理化学も教えた。

ボードウィンは、一八二二年ドルトレヒトの生まれで、一八四三年ユトレヒト大学を卒業し、グロニンゲン大学で医学博士となっている。ユトレヒト陸軍軍医学校の教官として、学

薬品名	用途
Acelas Ammon	
Acelas plumbi	
Acetum scillae	
Acetum vini	
Acidum phosphorie（燐酸）	（清涼・止瀉・消化）
Aloe（ロカイ）	健胃緩下剤
Aqua amygdal	
Aqua Chlorata（塩素酸塩類）	
Cantharides（カンタリス）	皮膚薬・疼痛緩和
Cortex peruvian fuscus	
（ペルー産の褐色の樹皮）	
Ccbebea（インド産のクベバ実）	治淋剤
Emplastrum Cantharides	炎症・神経痛
（カンタリス硬膏）	
Extractum carduibenedicti	
（キバナアザミのエキス）	鎮痛剤
Extractum graminis	
（カモジグサ属のエキス）	
Extractum liquiritiae	子宮出血・陣痛・月経過多
Extractum taraxaci	強壮剤・緩下剤
（タンポポ根のエキス）	
Fel bovinum inspiss	
（牛胆汁の濃縮液）	
Folia sennae（センナ葉）	瀉下剤
Folia uva ursi（ウワウルシ葉）	防腐・収斂剤
Hydriodas potassae	
Lichen islandicus	粘膜性健胃苦味剤
（イスランド苔）	
Lignum guajaci（グアヤクホ）	利尿剤
Lignum Sassafras	発汗・利尿剤
（サッサフラス木）	
Manna（マンナ樹）	緩下剤・矯味剤
	（不快な臭味を消す）
Murias morphii	
Nitras argenti fusum	殺菌・腐蝕・収斂
Nitras potassae	
Oleum cajaputi（カユプテ油）	
Oleum Foeniculi（茴香油）	健胃・駆風・矯味剤・点眼料
Oleum jecoris aselli（肝油）	抗佝僂（くる）病・ビタミンA、
	D欠乏症
Oleum menthae piperitae	健胃・駆風剤・清涼剤・興奮剤
（ハッカ油）	
Oleum olivarum（オレフ油）	乳剤・擦剤・灌腸料
Oleum ricini（ヒマシ油）	緩下剤
Oxymel simplex（巣酢蜜）	甘味剤
Poroxydum margar	
Radix jalappae pulverat	下剤
（粉末状のヤラッパ根）	
Radix sarsaparillae	梅毒
（サルサ根）	
Radix senegae（セネガ根）	去痰剤
Roob juniperi（杜松実ロープ）	

ポンペの使った薬
（宮永孝『ポンペ』筑摩書房より作成）

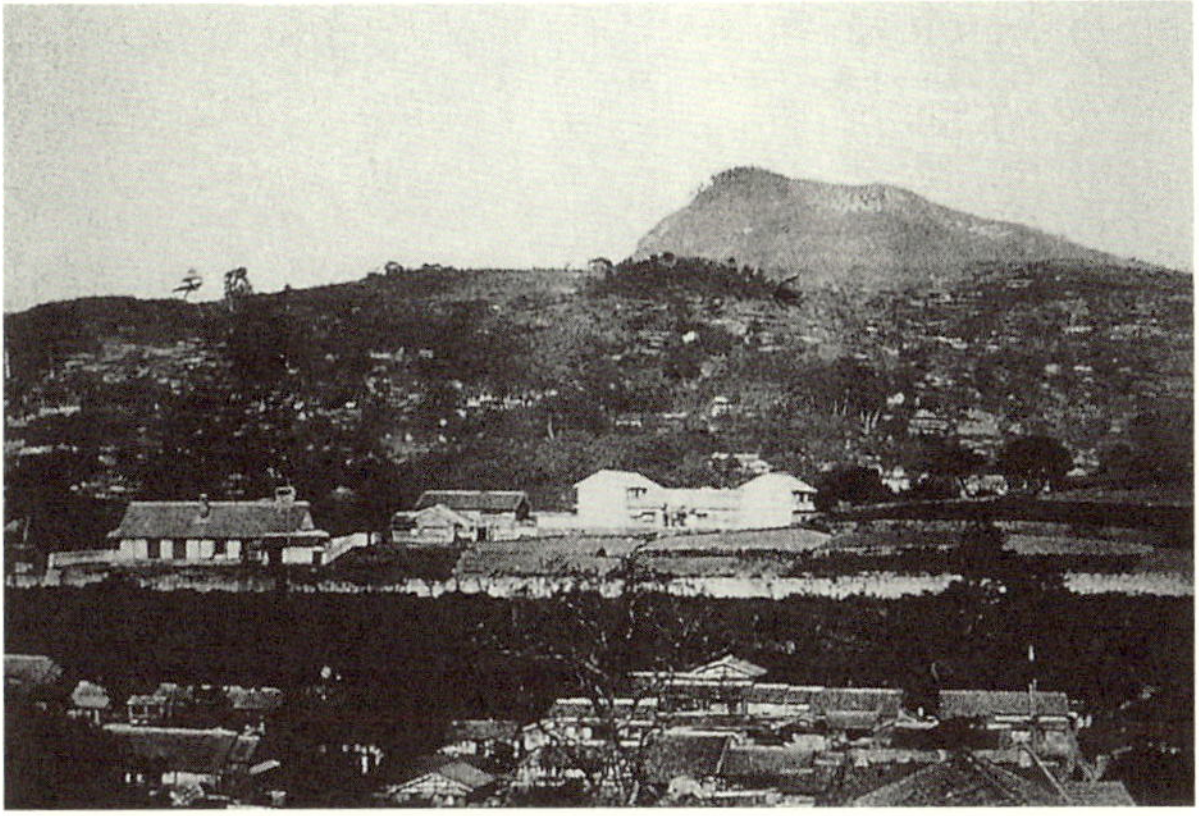

分析究理所（左）と精得館（養生所，右）（ライデン大学蔵）

生であったポンペを教えている。ボードウィンは高名なドンデルスと共に生理学の教科書を著していて、ポンペはその著書を養生所の講義に用いていた。出島に在住していた弟のオランダ貿易会社駐日筆頭代理人アルベルト・ボードウィンの薦めにより、教え子ポンペの後任として一八六二年に養生所教頭となった。

ボードウィンは生理学だけでなく、外科手術学の教科書や検眼鏡の使用法を蘭訳本にするほど、臨床的知識が豊富で医学全般を教授できる能力を持っていたようである。長崎大学医学部にはボードウィンの生理学、眼科、内科の講義録が残されている。生理学の講義録を読むと最新の情報を含み、臨床的知識を織り込みながら生理学全般にわたった素晴らしい内容である。例えば「交感神経と蔓延（迷走）神経が心臓を

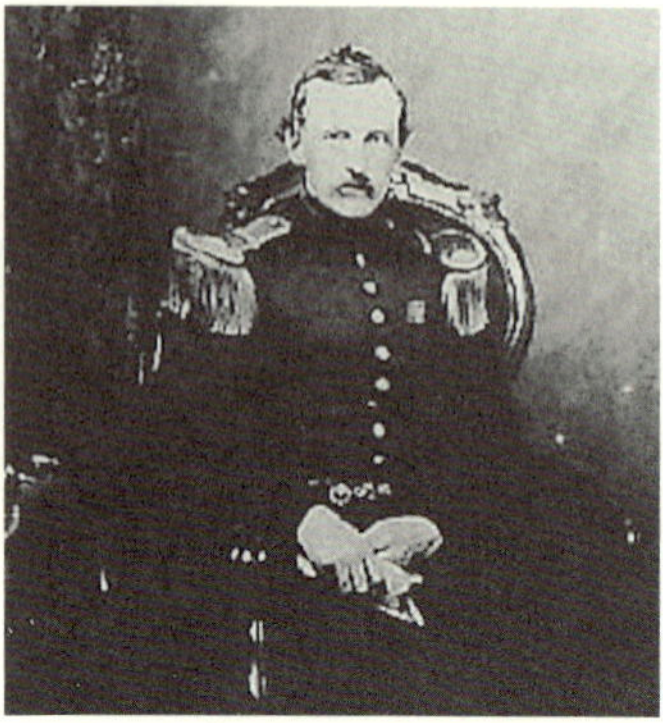

ボードウィン Antonius Franciscus Bauduin（1820-1885）
養生所の医学教師として 1862 年に来日する。

拮抗的に二重支配しており、蔓延神経をエレキで刺激すると心臓は止まり、切断すると交感神経が優位となり心拍数が増加すると教えている。交感神経と迷走神経の拮抗性は脳脊髄神経や交感神経の電気刺激が行われるようになった十九世紀中頃に明らかになった新知見である」と述べられている。特に眼科術に優れていたことは多くの本に記されている。

ボードウィンはまた物理、化学の教育を医学教育から切り離して独立させることを幕府に進言し、一八六四年（元治元年）八月に養生所内に分析究理所が新たに設けられた。当時の言葉で、分析は化学、究理は物理のことで、分析究理所とは理化学校という意味である。分析究理所は一八六五年末に完成し、養生所は精得館と改称された。ボードウィンはこの分析究理所に理化学専門教師としてオランダからハラタマを招くこととし、ハラタマは一八六六年長崎に着任している。

ハラタマの来日

クーンラート・ウォルテル・ハラタマ（Koenrad Wolter Gratama）は、一八三一年四月二十五日にオランダのアッセンで十一人兄弟姉妹の末弟として生まれた。父は裁判官で後にアッセン市長にもなっている。ハラタマはユトレヒトの国立陸軍軍医学校を卒業後、三等軍医として一年間ネイメーヘンで軍務につき、一八五三年に母校である軍医学校の理化学教師となった。一方で、ユトレヒト大学の医学部、自然科学部に学生として在籍した。その間に二等軍医に昇格していた。

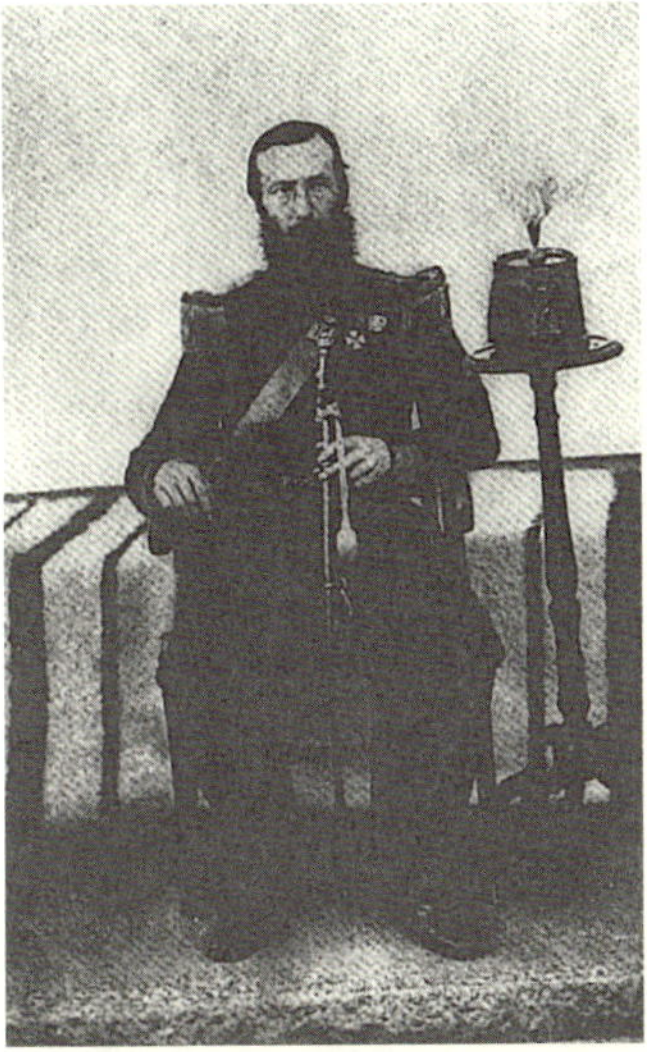
ハラタマ Koenrad Wolter Gratama
(1831-1888)
分析究理所と舎密局で教鞭をとり，日本で初めて本格的な化学教育を行った。

ハラタマは、一八六五年（慶応元年）の末に幕府から長崎分析究理所における理化学教師として招聘され、翌年四月十六日長崎に来ている。ハラタマの任務はボードウィンの下、養生所での調剤なども含めた病院の監督業務と、分析究理所での化学、物理学、薬物学、鉱物学、植物学などの自然科学の講義であった。その講義は医学所（精得館）の医学教育の基礎教育を担当する意味もあった。新たに設立された分析究理所の運営はハラタマに任された。ハラタマのオランダ語の講義は、随行する三崎嘯輔が通訳してほかの学生に伝えたと推測されている。この学生達の中に、後に日本の医学、科学の先覚者となる池田謙斎、戸塚静伯、松本銈太郎、今井厳などがいた。

ハラタマの化学教育

精得館所蔵の化学実験器具の図入目録を写した「分析道具品立帳」によれば全部で五九種、二五〇点以上の化学実験器具が図解されている。薬瓶、漏斗、坩堝、浮秤、各種ガラス器具など、当時のヨーロッパでの化学実験の器具は一応揃っていたらしい。化学試薬、薬品も送られてきていたであろうから、分析究理所の化学実験はハラタマがユトレヒト大学で行っていた水準をそのまま移した高度なものであったと思われる。その頃までの日本では、大坂の適塾や江戸の開成所で化学実験が試みられたという記録はあるが、徳利を蒸留器に、そこに穴を開けた茶わんを漏斗に使うという有り様で、西欧流の本格的な化学実験は長崎でのみ可能であったと考えられる。つまり、日本の化学教育においてはじめて化学実験が行われたのがハラタマによる長崎の分析究理所であったということになろう。

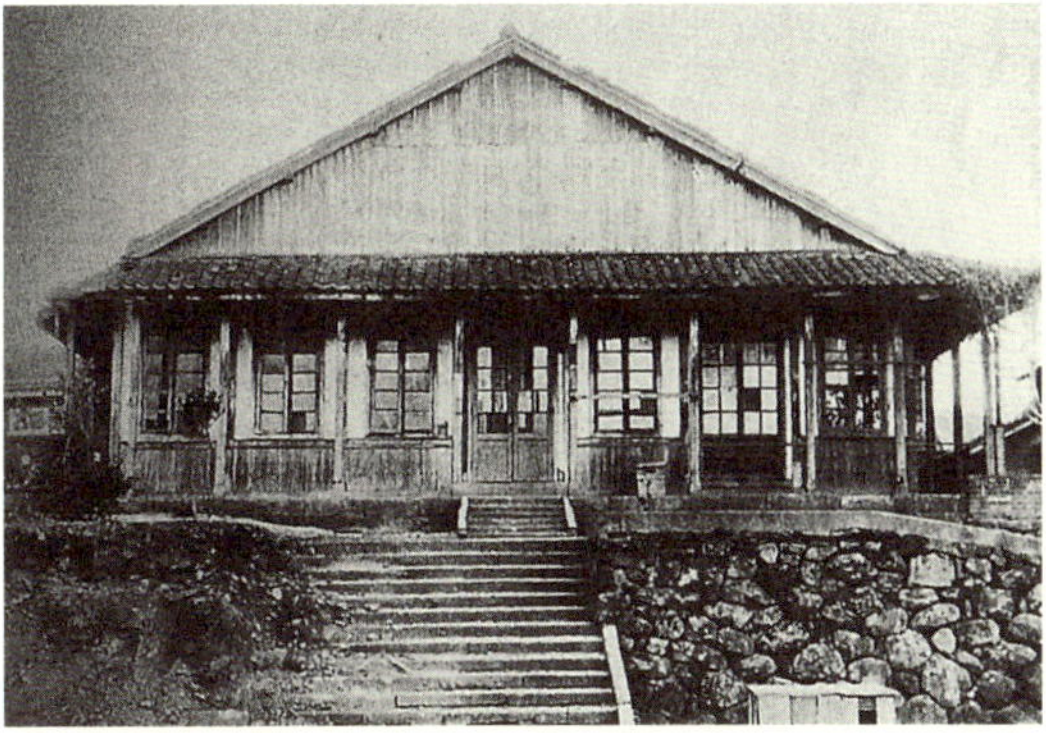

解体直前の分析究理所，昭和 25 年まで佐古小学校職員室として使われた。

ハラタマの実験教育は極めて厳格なものであったらしい。化学志望の学生には、薬瓶に必ず内容物の名を記入したラベルを貼ることを命じた。今、水を入れて実験台に運ぶところだと言いわけしても聞き入れられず、ラベルを貼っていないとその水を捨てさせたという。精得館の医学生もはじめはハラタマの理化学の講義を聴講に来るものが多かったが、その厳格な教育に耐えられず、次第に去っていって午後の理化学の専門講義を聴くものは少数となった。そこで、ハラタマは午前に医学生向きの一般化学講義を開始し、多くの医学生が聴いた。

ボードウィンが精得館の教官を交代したい旨を幕府に願い出て、後任の医師としてこれまでと同じユトレヒト陸軍軍医学校の出身であるマンスフェルト（Constant George van Mansvelt）

が一八六六年に長崎に着任した。ボードウィンは日本の医学教育、並びに理化学教育は中心地である江戸で行うべきであるという考えを持っていたらしい。精得館の教頭をマンスフェルトと交代した後、ボードウィンは帰国する直前にハラタマと一緒に江戸に出向き幕府にその考えを提言している。この考えは受け入れられ、ハラタマへ幕府から江戸に理化学校開設が決定した旨の通告が来て、ハラタマは江戸で新学校設立に当たることとなった。そのためハラタマの長崎滞在は一年にも満たず、一八六七年初めに江戸へ向かうことになった。ハラタマの江戸行きの一ヵ月前、わが国薬学の創始者である長井長義がハラタマについて化学を学ぶつもりで長崎に到着したが、すれ違いとなっている。理化学校建設のため江戸へ着いたハラタマであったが、計画は全く進まずいらだたしい日々を送らなければならなかったことが日記に残されている。

　ボードウィンはまた、日本とオランダの間を複数回往復しているようである。一八六七年教え子緒方惟準（緒方洪庵次男）を連れて一度オランダに帰り、惟準をユトレヒト陸軍軍医学校（一般にはユトレヒト大学とされているが）に入学させる手続きをしてすぐ日本へ戻っている。その後、遅れていた江戸に医学校を開設するという幕府との交渉を続け、一八六七年、幕府との約定書を結ぶことに成功する。しかし、大政奉還が一八六七年十一月で、翌年には明治新政府が成立しているわけであるから、時はまさに維新の動乱のまっただ中のことである。オランダ政府に日本再渡航の許可をもらうため帰国し江戸の学校の創設準備中に、政権は明治政府に移りイギリスとの新しい条約が結ばれていた。再び江戸に戻ったボードウィンが働くべき場所はなかった。

大阪でのハラタマ

一八六八年に発足した明治政府は、当初大阪を首都にという考えもあり、幕府が交わしていた契約を引き継ぐ形でボードウィンとハラタマを大阪に招聘し医学校と理化学校を建設しようとした。同年ハラタマは大阪舎密局の建設に着手したが、ここでもすんなりことが運ぶことはなかった。建設はまたもや遅れに遅れた。ボードウィンの大阪入りが遅れたためハラタマは大福寺の仮病院で診察の仕事をこなさなければならなかった。ボードウィンは遅れて一八六九年三月に着任した。一八六九年四月オランダから帰朝した緒方惟準を院長として正式に大阪府仮病院（大阪大学医学部の前身）が発足し、医学校教頭ボードウィンの講義が始まった。遅れていた舎密局の建設もその後、大阪府管轄となって再開されて、同年六月には開校にこぎ着け、ハラタマはその教頭となった。

ハラタマの成果

前述のごとく、明治維新を目前に来日したハラタマは幕末維新の動乱の中を過ごした。ハラタマの任務であった西欧近代科学の日本への移植は、まず長崎の分析究理所で開始されたが、長崎の滞在期間は一年にも満たず、教育を受ける側の日本人学生が未熟であったこともあり直接見るべき成果を収めることはできなかった。

しかし間接的には、ハラタマの長崎滞在は薬学の先覚者長井長義を生む契機となった。また、分析究理所時代の学生、池田謙斎は東京大学医学部の初代総理としてわが国医学の発展に大きな足跡を残した。そして、大阪舎密局におけるハラタマの化学教育は大きな成果を挙げることになった。舎密局の聴講生であった高峰譲吉は、消化酵素タカジアスターゼの発見、アドレナリンの結晶化などの世界的レベルの業績をあげた。ハラタマの舎密局時代の助手村橋次郎は、大阪衛生試験所の初代所長となった。この村橋の教え子の池田菊苗は、東京大学理学部教授となり、日本伝統の昆布のうま味成分を研究しグルタミン酸ナトリウムを分離している。これが現在の、調味料およびアミノ酸製造産業のもととなっている。

分析究理所と養生所のその後

ハラタマが江戸に発った後、分析究理所の体制がどうなったかを知る資料はなく詳細は不明だが、ハラタマに就いて化学を学ぶつもりで長崎に来た徳島藩留学生長井長義が、医学勉強のための精得館通いをやめて、長崎での写真術の開祖である上野彦馬の家に寄寓して化学習得に励んだという記述から判断するに、存続していたものの特に際立った教育はなされていなかったのかも知れない。ただ、マンスフェルトによる医学教育は続けられていた。ハラタマの後任としてゲールッ（Antonius Johannes Cornelis Geerts）が来日し、長崎医学校で製薬学を教授し始めたのは一八六九年（明治二年）七月になってからである。第三章で詳しく述べるが、ゲールッはその後、京都、東京、横浜の司薬場の創設、日本薬局方の起草に尽力し、一八八三年（明治十六年）八月三十日に横浜で病死している。

ハラタマがオランダに帰国するため日本を離れたのは一八七一年五月のことだが、最後に長崎に寄っている。マンスフェルト、ゲールッ、レーウェンらに迎えられ、最後の長崎での時を過ごしている。ハラタマの日記から、レーウェンがかつての分析究理所のハラタマの部屋を使っていたことがわかる。ハラタマが日本に滞在した慶応二年（一八六六年）から明治四年（一八七一年）までの五年間は、幕府崩壊から明治維新成立の日本の政治の激動期にあたり、しかもハラタマは、長崎、江戸、大阪とその激動の中を移り住んだことになる。日本の化学教育への貢献が大きく、後の薬学教育にも繋がっている。

一方、小島に建てられた洋式病院養生所はポンペの帰国後、江戸の医学所に移った松木良順に代わって八木弥平、次いで戸塚文海らが頭取になった。一八六五年には分析究理所が増築され、養生所は精得館、長崎病院医学所、長崎医学校に改称され一八八八年さらに第五高等中学校医学部に改名され、一八九〇年薬学科が設置されている。その後、養生所の病棟が壊された時期は定かではないが、その跡地は明治三十九年に佐古小学校が設置されるまで、長い間空き地となっていたようである。養生所に附属する分析究理所だけは長く職員室として用いられたらしいが、これも昭和二十五年六月に取り壊された。

ユトレヒト陸軍軍医学校

多くの商館医や薬剤師を輩出してきたユトレヒト陸軍軍医学校は、フランスによるオランダ支配当時にライデンの陸軍病院に付設して置かれた陸軍軍医学校で、一八一三年の独立後も存続し軍医の養成が行われた。一八二二年、病院とともにユトレヒトに移転され、ユトレヒト大学医学部との親密な関係を築きながら教育が続けられた。この学校の目的は陸軍、海軍、そして植民地へ良質の軍医を永続的に供給することにあった。一八五〇年代はユトレヒト陸軍軍医学校が最も充実していた時期であった。幕末維新に来日したオランダ医達の多くがこのユトレヒト陸軍軍医学校の黄金期に在籍していた。オランダにおける化学はユトレヒト大学を中心に発展した。そして、化学の知識は他の分野の医学に比べてオランダから日本

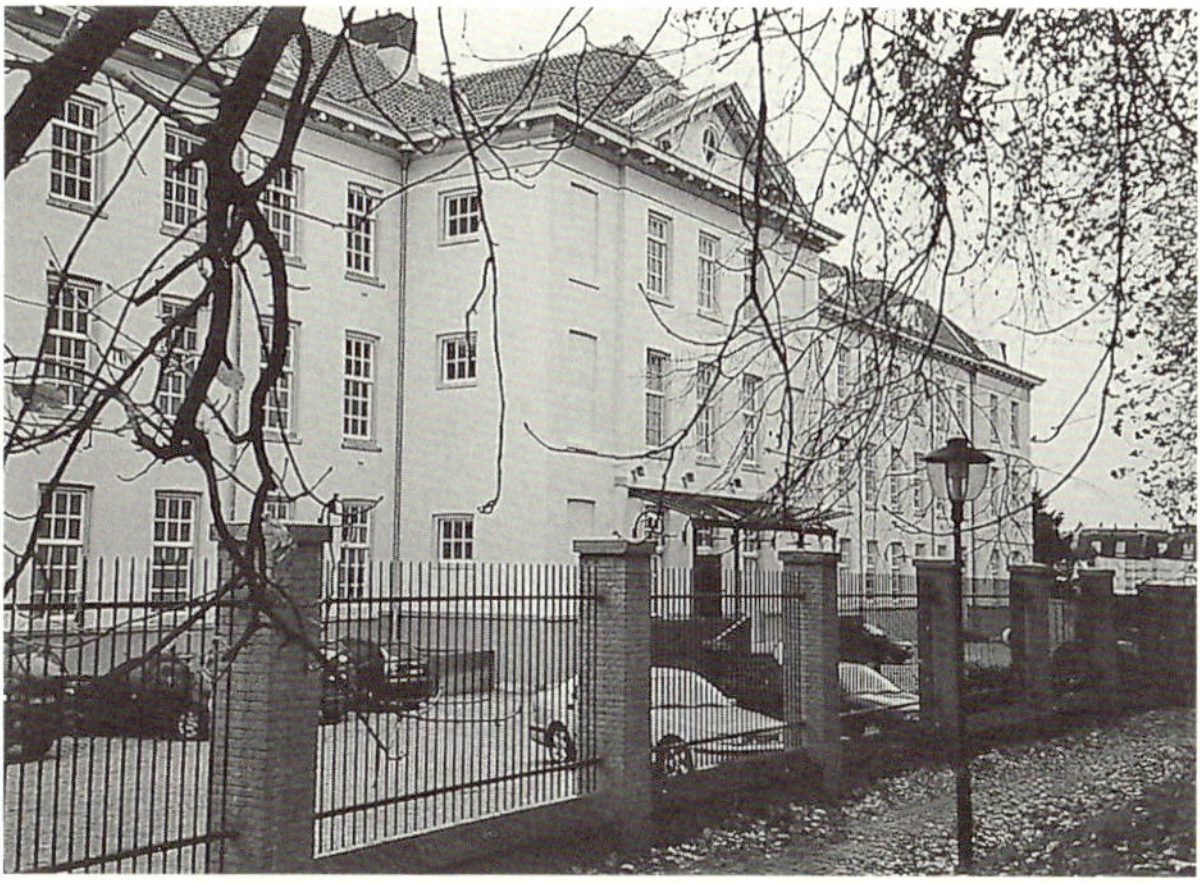

ユトレヒト陸軍軍医学校跡。長く陸軍中央病院であったが，最近建物をそのまま利用し高級ホテルとなっている。

へスムーズに伝わったようである。日本の医学教育はユトレヒト陸軍軍医学校のそれによるものであり、この陸軍軍医学校とユトレヒト大学の親密さからオランダのトップクラスの化学の知識が何人ものオランダ医の手によって日本へ伝えられたと考えられる。

その後、一八六五年に医師の質を確保する法律により、医学教育の均質化、大学においてのみの医師養成が決められ、一八六八年にはユトレヒトからアムステルダムに移転した。一八七五年を最後に軍医学校は廃校となった。その後陸軍中央病院として使われていたが、一九九九年からは五つ星のホテルに生まれ変わっている。

参考文献

芝　哲夫『オランダ人の見た幕末・明治の日本』菜根出版（一九九三年）
宮永　孝『ポンペ――日本近代医学の父――』筑摩書房（一九八五年）
石田純郎『蘭学の背景』思文閣出版（一九八八年）
中西　啓『長崎医学の百年』（一九六一年）
姫野順一編『海外情報と九州――出島・西南雄藩――』九州大学出版会（一九九六年）
『科学史技術史辞典』弘文堂（一九九四年）
都築洋次郎編著『科学・技術人名辞典』北樹出版（一九八六年）
中西　啓『長崎のオランダ医たち』岩波書店、特装版（一九九三年）
石田純郎『江戸のオランダ医』三省堂（一九八八年）
KLMオランダ航空ウインドミル編集部編『日蘭交流の歴史を歩く』NTT出版（一九九四年）
吉良枝郎『日本の西洋医学の生い立ち』築地書館（二〇〇〇年）
天野　宏『概説　薬の歴史』薬事日報社（二〇〇〇年）

2　化学者としての上野彦馬

近代薬学は化学から

化学の歴史は、古くは錬金術師が活躍した時代まで遡ることができるが、近世になるまで生物の中にある「有機物」は動植物の体内にのみに宿る生命力で作られ、元素からの合成は不可能であると考えられていた。スウェーデンの指導的化学者の一人であったベルセリウスは、一八〇八年に発行した『化学教科書』第一巻で「有機化合物は少数の限られた種類の元素から成り、それらの元素は有機物中で生命力の影響で結びつけられている」と述べている。また、ドイツのグメリンは一八二九年の著書『化学便覧』の第三巻で、「有機物は、①生命力が宿っており、②内部および外部の構造が特有であり、③大部分のかつ最も重要な部分が特別な化合物すなわち有機化合物から構成され、無機界に存在するのは固有ではなく、有機界からのおこぼれとしてのみである」と述べている。このような考え方に鑑みても植物や動物から得られる薬がいかに神秘的な力を有するものとみなされていたかを窺い知ることができる。

このような「生気論」を打破する契機は、一九二八年、ドイツのヴェーラーによってもたらされた。無機物・シアン酸アンモニウムからの「尿素」の化学合成である。以降、次々に有機化合物が実験室内で合成されていくことになる。因みに、最初の化学療法剤として知られる梅毒の特効薬「サルバルサン」が誕生したのは一九一〇年であった。唯一の西洋文化の摂取地であった長崎・出島においてもなお、ほとんどの「くすり」が「生薬」であったことは第一章でも述べたとおりである。では、現在の薬づくりの基盤を成す「化学」はどのようにして日本に導入され、定着していったのだろうか。この問いに対する興味深い一つの答えは、日本写真術の開祖として知られる長崎人・上野彦馬が残してくれた足跡から拾い上げることができるだろう。

上野彦馬の開眼

上野彦馬は、上野俊之丞の第四子として、一八三八年（天保九年）長崎の銀屋町（現古川町）に生まれた。上野家は、先祖代々肖像画を描く画家の家系でもあったが、父俊之丞は長崎奉行所の御用時計師であり、また塩硝や更紗などの開発でも有名であった。加えて俊之丞はシーボルトに学んだ蘭学者でもあり、その盛名を慕って諸国の蘭学者が集まったといわれる。上野彦馬は幼時からこのような恵まれた学問的雰囲気の中で育った。特筆すべきは父俊之丞が、日本で初めての写真機を購入し、これが島津藩に渡り、初めて写真撮影がなされていることである。因みにこれが写真の日（六月一日）が制定された所以となっているが、十四歳の時にこの父を亡くした彦馬が、後に写真術の祖として歴史にその名を残すことになるのである。

十六歳で大分・日田の名門私塾・咸宜園に入門。三年後に帰郷し、幕府第二次海軍伝習所医官として長崎に来たオランダ海軍二等軍医・ポンペ・メールデルフォールトの塾「舎密試験所」に入り舎密学（化学）を学んだ。彦馬はポンペについて化学を勉強中、蘭書に写真術について解説した項を発見し、写真術を知らされ並々ならぬ興味を覚え、研究に着手した。熱意あふれる教育者であったポンペは、彦馬ら門下生の望みにこたえて一緒に湿板写真の研究を行ったと伝えられている。彦馬は、塾で知り合った伊勢・津藩の堀江鍬次郎とともに共同研究を始め、苦難の末についに湿板写真による撮影に成

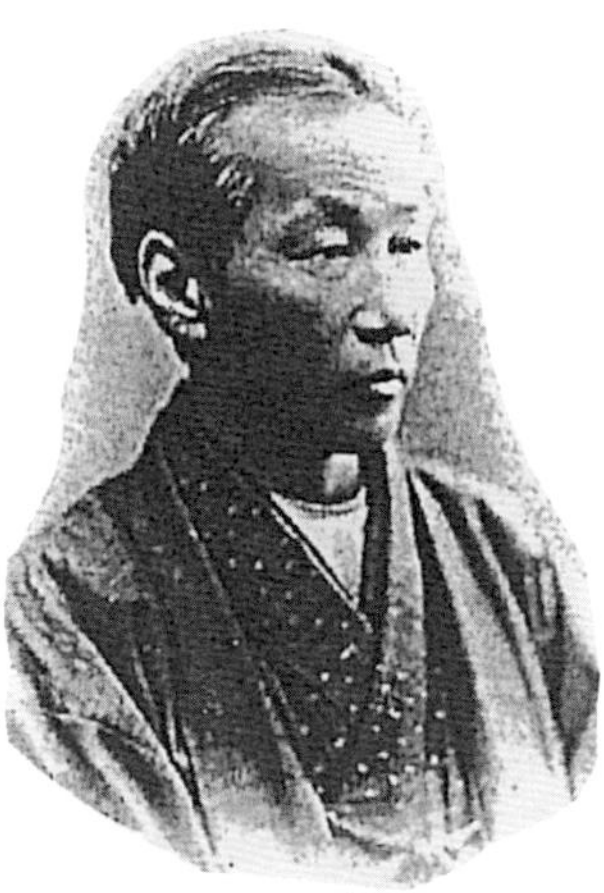

上野彦馬　日本における職業写真家の開祖。長崎に生まれ，ポンペについて化学を学び『舎密局必携』を著している。

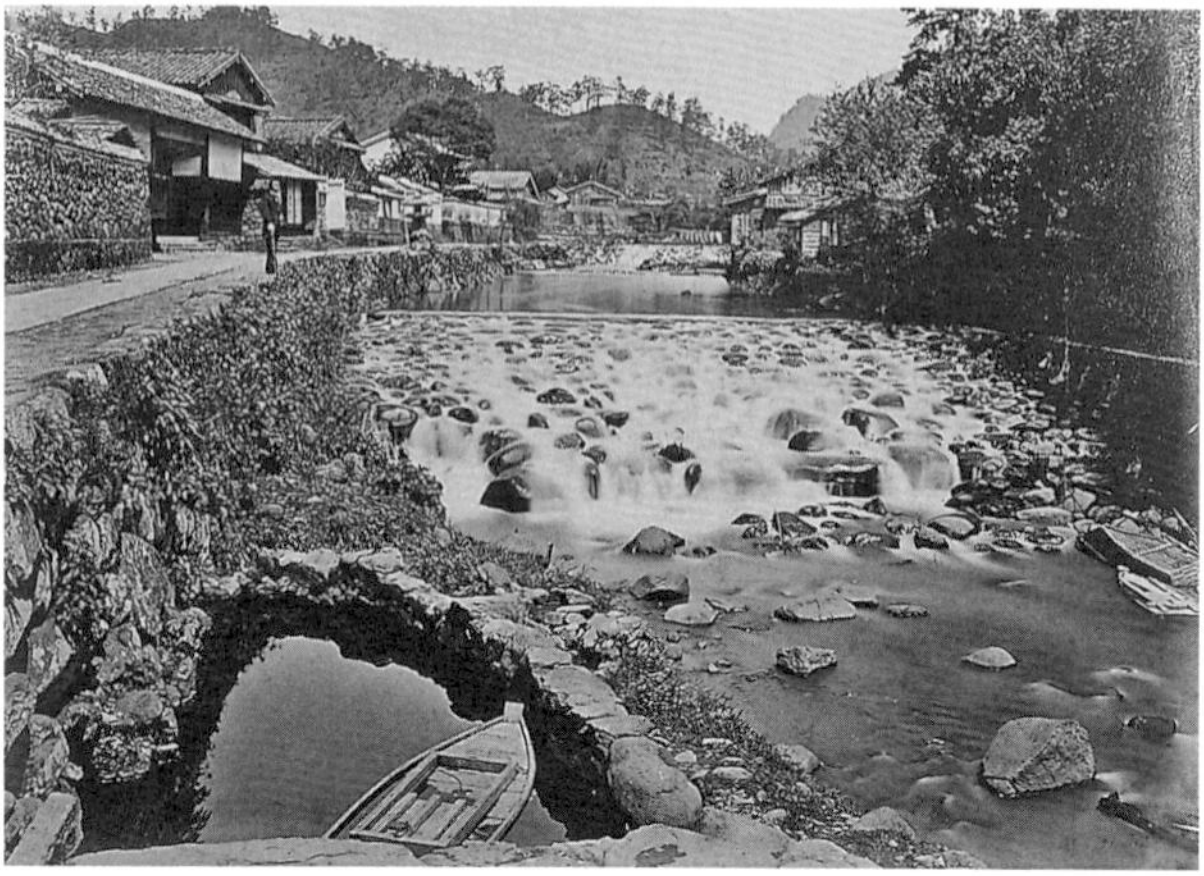

中島川と上野彦馬邸　彦馬自身の撮影による（長崎大学附属図書館蔵）

功した。弱冠二十歳の開眼であった。

文久二年（一八六二年）には湿板写真術などを紹介した化学のテキスト『舎密局必携』を出版。写真機の製作や撮影の研究を本格的に開始し、同年暮れに中島川畔に上野撮影局を創設した。彦馬は、松本良順はじめ勝海舟、榎本武揚、坂本竜馬らを次々に撮影して評判をとった。特に坂本竜馬の写真は有名である。

彦馬は明治七年の金星観測でわが国最初の天体写真を撮影した。また明治十年の西南戦争で、わが国最初の戦跡を撮るなど活躍した。明治十二年初の内国勧業博覧会で鳳紋賞を受賞、名声を決定的なものとした。

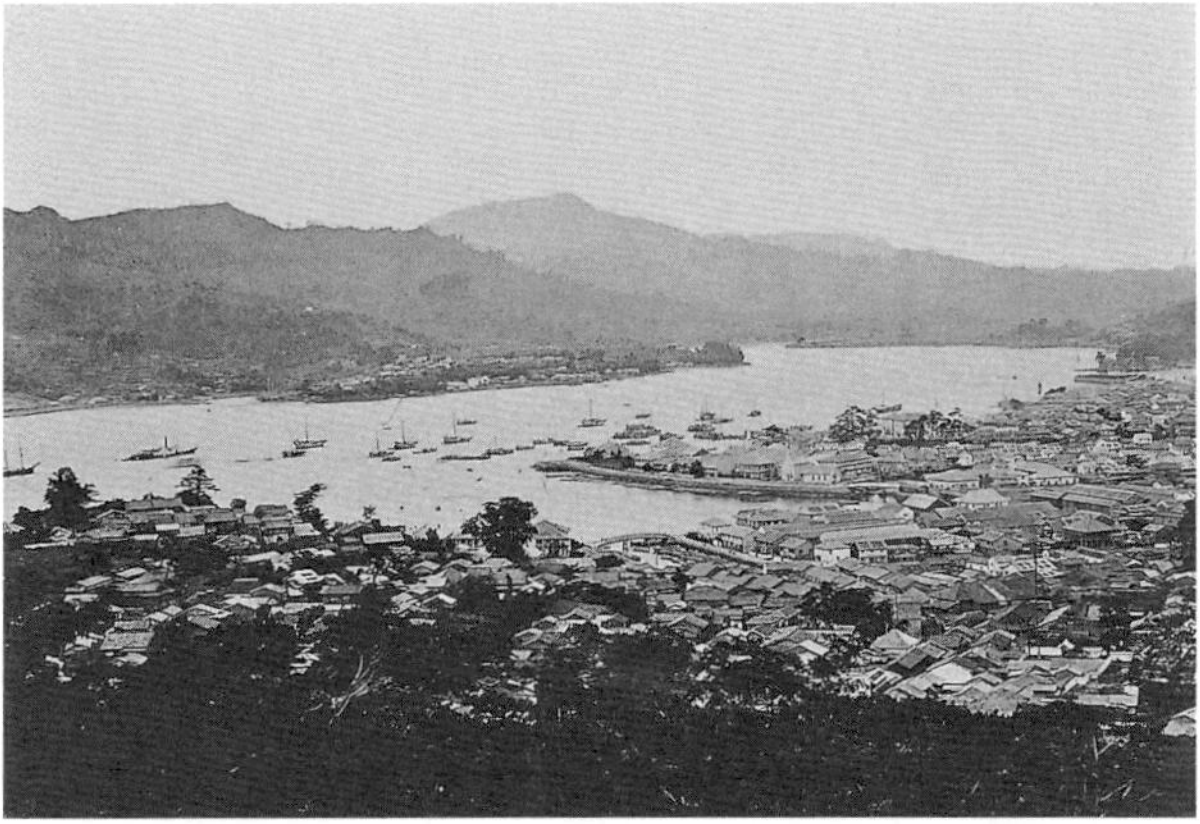

十人町よりの出島と長崎港（上野彦馬 撮影）（長崎大学附属図書館蔵）
中央に出島，手前に新地蔵，梅ヶ崎の居留地が写っている。

彦馬の写真術

前述のように長崎の上野父子は日本の写真界の発展にとって、かけがえのない存在であった。写真術は今日なお、進化を続けている技術であるが、それでは、彼らの技術は写真史においてどのように位置づけられるのだろうか？

カメラは、既に十六世紀から十七世紀にかけて、暗箱にレンズをつけて景色などを投影、観察出来るカメラ・オブスキュラ（ラテン語で暗い部屋）として、種々のものが考案されていた。このカメラ・オブスキュラで得られる像を固定化しようという試みは、ニエプスを始め多くの人々によりなされていた。

一八三九年、ダゲール（仏）は銀板写真

法（ダゲレオタイプ）を発明し、フランス科学アカデミーで発表した。ダゲレオタイプとは発明者ダゲールがその技術に自らの名前を冠して呼んだことに由来する。その原理は次のようである。銀板をよく磨き、これをヨウ素蒸気で処理して表面にヨウ化銀を形成させ、露光後に水銀蒸気を当て、露光箇所のヨウ化銀上に水銀を固定して現像する。

上野俊之丞が入手したのはこのダゲレオタイプの写真機であった。正確な記録はないが一八四〇年代（天保から弘化にかけて）であったとされており、時代背景を汲めばかなり早い時期に最初の写真機がわが国にもたらされていたといえよう。

その後西欧では写真技術の開発競争が進み、銀板のダゲレオタイプ、紙ネガのカロタイプを経てF・スコット・アーチャーによってコロジオン・プロセスが発明された。これがいわゆる湿板写真で、ガラス板に感光液を塗ってまだ湿っているうちに撮影するものであり、彦馬の研究対象となった写真術そのものである。

しかし、この手法は明治十四年から十五年を境として乾板、すなわちフィルムの時代を迎えるをみるに急速にすたれたといわれる。彦馬は自らが苦心の末、確立した技術が新たな波によって押し流されるという、大きな変革期を経験することとなった。

彦馬の写真術：化学的側面

一、薬品類の調達

今はとても便利な世の中で、化学実験に必要な薬品の大抵のものは試薬販売店に電話をすれば翌日には配達してもらえる。一方、彦馬の時代はといえば、すべてを自分で調製しなければならなかった。オランダ語でその方法が示してあるとはいえ、見たこともないものを作るところから始めなければならなかったのである。以下にその一部を紹介する。

① エチルアルコール

感光材料の作成に必要であった。はじめ、焼酎の蒸留により得んと試みるも、焼酎中のフーゼル油が混入し、目的にかなう純度のアルコールは得られなかった。ポンペに相談したところ、大切にしていたジネーバを分けてくれた（オ

第廿八圖

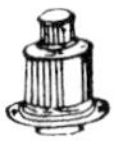

第廿九圖

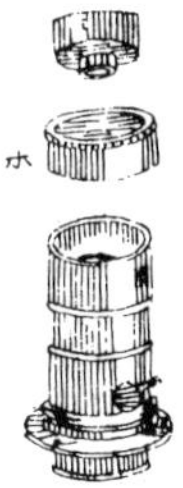

第三十圖

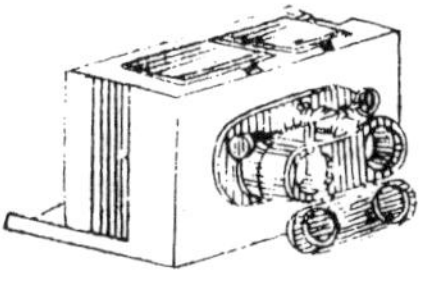

第卅一圖

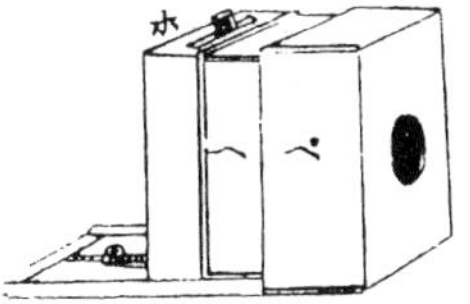

ランダの酒で英国に渡りジンと呼ばれ世界に広まる。焼酎より純度が高い）。ジネーバの蒸留により高純度のアルコールが得られた。

② 硫酸

鉛板の箱状容器の中に硫黄と硝石（硝酸カリウム）を入れ、加熱して発生した蒸気より得た。三人の手伝いを使って六昼夜不眠不休で働いてようやく得られたと伝えられている。

③ アンモニア

生肉が付着している一頭分の牛骨を、土中に埋め、腐りはじめた頃、掘り出して釜に入れて抽出し、これを蒸留して得た。

獣肉を食しない当時にあっては彦馬の行動は正気の沙汰とは映らなかったようであり、さらにはあまりの臭気に長崎奉行所に訴えられてしまった。

忍耐強い苦労の末、アルコール、アンモニア、エーテル、カドミウムなどを混和してついにコロジオン液の調製に成功した。

二、撮影

次に『舎密局必携』に解説されている撮影手順の概要を紹介する。

湿板の露光に必要な光を得るために、撮影は戸外で行われていた。従って写真機器、暗幕、時計、薬品を入れた壺などの撮影道具を運ぶところから始めなければならない。

［その壱　感光板（湿板）の自製］

暗幕の中で湿板を作るところから始める。

① まずガラス板を完璧に磨き上げる。少しの曇りもあってはいけない。

第三十三圖

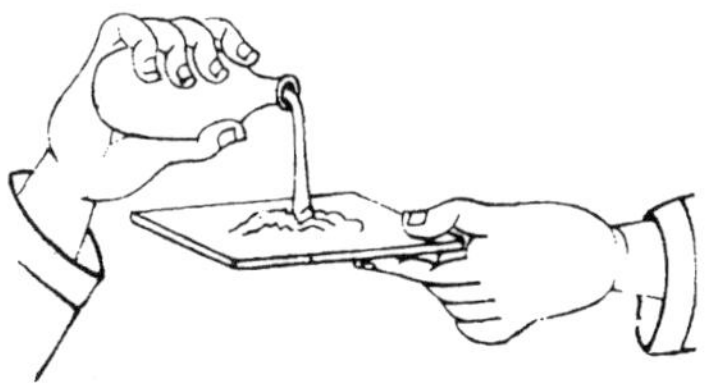

② 磨いたガラス板にヨウ化コロジオンをしいて膜を作る。強い日光は避け、薄暗い部屋で行う。ろうそくの火を使うときには細心の注意を要する。なぜならば、コロジオンに含まれているエーテルに引火するおそれがあるからである。コロジオンとは、綿火薬（ニトロセルロース：セルロースを硫酸・硝酸混液と処理してニトロ化して得る）をエタノールとエーテルの混合液に溶かしたものである。

適量のコロジオンを板の上に注ぎ、板面によくいきわたるように傾けながらまわし、余った液は元の瓶に戻す。ガラス板からコロジオン液が滴り落ちなくなったら次の処理に移る。

③ 銀浴につけてコロジオン膜に感光性を与える。銀浴に要

する銀液は百分の蒸留水に七分の硝酸銀で作る。コロジオン膜は銀液の中で次第に褐色を帯びてくるが、数分後、油のような薄皮がむらなく生じたのを確かめてから引き上げる。この液中の硝酸銀とコロジオン膜中のヨードイオンが反応してヨウ化銀を生成して感光性を帯びるのである。乾くと感光しなくなるので湿っているうちに撮影しなければならない。

［その弐　撮影］

①で作成した濡れたままの種板ガラスを枠に入れ、焦点を合わせて据え付けた暗箱に装着し、開放状態のレンズで八秒から四〇秒露光する。光線は季節や天候時間によって強弱の差があり、コロジオン液、銀液の種類によって感光性が著しく違ってくるので、最も適当な露光時間は自分で実験しながら見いださなければならず、これが撮影術において最も重要な問題であると、彦馬は説明している。

［その参　現像］

露出後直ちに暗幕に運び入れ種板を取り出し、これに硫酸鉄と酢酸の混合水溶液をコロジオン面が破れないように注意深くかけて現像する。

［その四　定着］

ハイポ（チオ硫酸ナトリウム）を五倍の水に溶かした単ハイポ液を定着液とする。この液は未反応のヨウ化銀を溶出し、それ以上感光することを防ぐための操作である。

［その五　印画紙］

印画紙は紙の膜中に感光性の塩化銀を取り込ませたものであった。二〇倍の水に食塩を溶かした水溶液に適当に切った紙を浸した後、乾かす。乾燥後、この紙を硝酸銀水溶液に浸し、

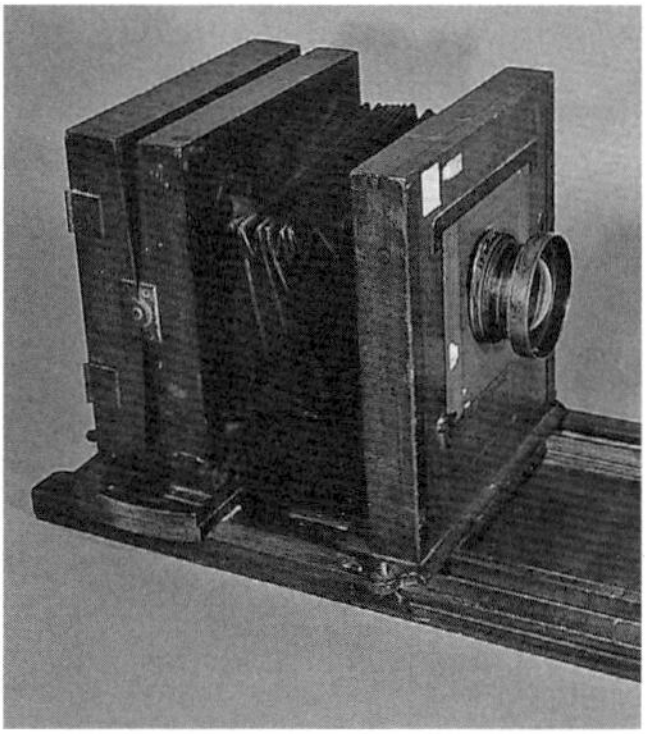

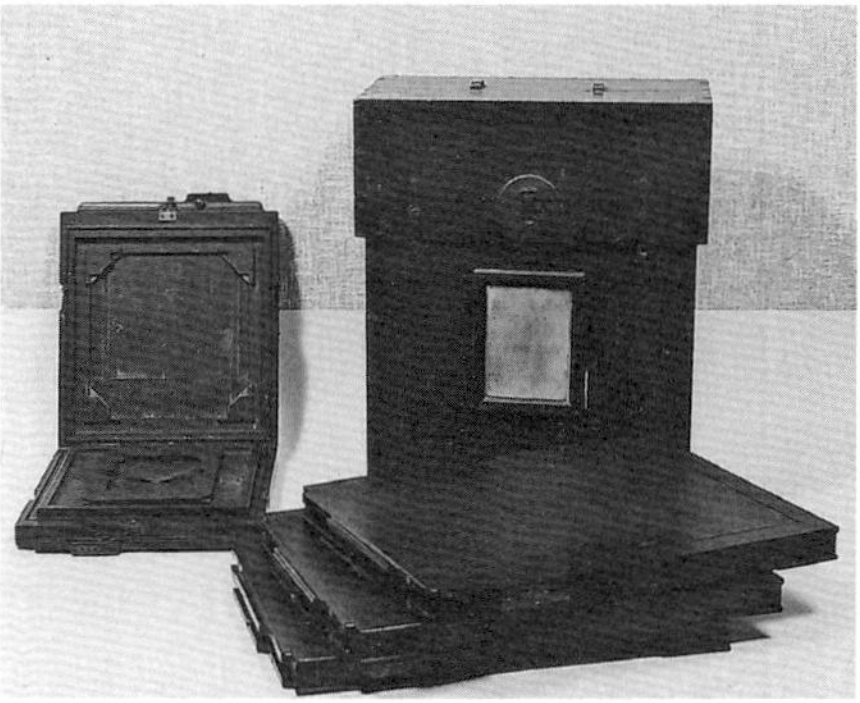

上野彦馬の写真機（上）と暗箱（下）（長崎県立博物館蔵）

五分後に引き上げ暗所で乾燥させて作る。

［その六　焼付］

その四のガラス板と五の印画紙を重ね合わせて日光に当てて感光させた後、四の原理と同様、ハイポにて定着する。

以上が、撮影の手順である。実に多段階の化学変化を経て写真が出来上がるわけで、かなりの化学に対する知識と理解力を持っていたことが推察される。

当時の化学の背景

彦馬の化学について述べる前に、まずここで日本の化学の祖・宇田川榕庵について述べるべきであろう。榕庵は、わが国において初めて体系的な化学書、『舎密開宗』を著したことで、概念的に全く新しい「化学」という学問の移植とその基盤整備という大事業をほぼ単独で成し遂げた江戸時代の蘭学研究者である。彦馬も用いている「舎密（せいみ）」という熟語は、オランダ語で化学を表すchemie（セミー）の音訳で、榕庵による造語である。『舎密開宗』以前にわが国に日本語で書かれた本格的な化学書が存在しなかったのであるから、実に多くの化学を記述するための用語が榕庵により創作されたことになる。宇田川榕庵の名前は知らずとも、皆が日常的に使っている現代化学用語にどれほど榕庵が影響を与えているか、例示してみたい。

【元素名・物質名】

水素、炭素、酸素、窒素、炭酸瓦斯、諳模尼亜（アンモニア）、炭酸加里（K_2CO_3）、炭酸曹達（Na_2CO_3）、炭酸諳模尼亜、硫酸、硫酸曹達、硝酸、塩酸。

【化学用語】

元素、物質、法則、試薬、成分、容積、燃焼、酸化、還元、瓦斯、温度、結晶、潮解、蒸留、濾過、飽和、溶液、昇華、装置、坩堝。

『舎密開宗』は、「ヘンリーの法則」で知られるイギリス人、W・ヘンリー（William Henry）によって一八〇三年に著された化学入門書『Elements of Experimental Chemistry』のドイツ語訳を、オランダのA・イペイ（Adolphus Iipeji）がオランダ語に訳したものを基にして宇田川榕庵が著した内編十八巻、外編三巻、計二十一巻からなる大部なものである。刊行が始まったのが天保八年（一八三七年・彦馬の生前一年前）で、最後に出版されたのが彦馬が九歳の時の弘化四年（一八四七年）であった。

化学の実験書『舎密局必携』の出版

『舎密局必携』の刊行には、彦馬と共にポンペのもとで写真術研究に取り組んでいた、伊勢・津藩士、堀江鍬二郎との交流によるところが大きい。堀江は湿式写真再現に辛酸を分かち合った彦馬の盟友である。目的の完成を間近に見た堀江は津藩十一代藩主藤堂高猷に協力を要請し、これが受け入れられ、一五〇両という破格のフランス製写真機の購入を果たしている(十歳年上の堀江は彦馬にとって頼もしい兄貴分であったに違いない)。そして江戸に赴き、江戸在勤中の高猷公にその成果を披露した。翌、万延元年、彦馬は江戸在勤終了で帰国する高猷公に藩校・有造館における蘭学と理化学講師としての招聘を受け、津に帯同した。彦馬は二十四歳になったばかりであった。

有造館で彦馬が講義用に使ったテキストは、一八五一年に第二版をだしたオランダ人ギルデンの『純物質及び工業製品の化学』二巻、フリスミスの『定性分析化学』、一八四七年刊ブロングの『初等基礎物理学』第二版、ギニングの『無機及び有機物の化学』ほかの十数冊であったとされるが、何はおいても榕庵の『舎密開宗』が講義組立の骨子となったことは、想像に難くない。しかし、ここで彦馬はオランダ語の読めない学生たちが、化学実験の時、文献を探す労を省くために、化学書を著すことを思い立つ。高猷公のはからいで直ちに上梓されたのは藤堂三十三万石の財力に負うところが大きいが、彦馬の実力が買われた証拠ともいえる。

特筆すべきは、『舎密局必携』には自らが相当の苦労の果てにようやく体現できた写真術

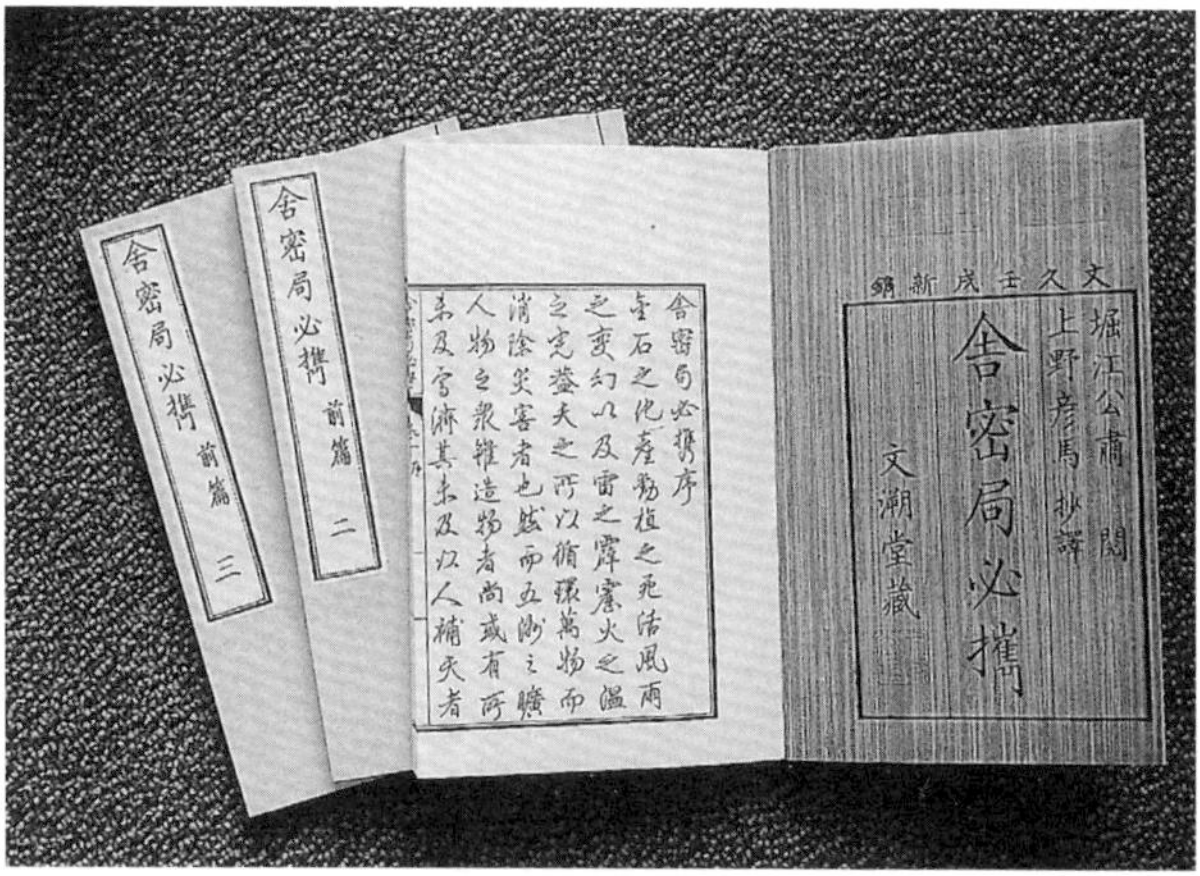

上野彦馬の『舎密局必携』

を、（当面は写真術を独占するということもできたであろうに）惜しげもなく解説した点である。長崎の名門・上野家に生まれ、エリート教育を受け、そして次々に押し寄せては既存の価値観を変えていく西洋文化の波を肌で感じる環境にあった彦馬は、化学が今後、さらなる進歩を遂げつつあることを確信し、わが国で一人でも多くの若者が好奇心をもって化学に接してくれることを期待した「実験第一主義」の科学の伝道者だったと言えるのではないだろうか。このような観点からも『舎密局必携』は実験を最重要視する彦馬の哲学を凝集した、当時の最先端の化学実験書にして入門書であったと位置づけられるだろう。

『舎密局必携』は明治の中頃までの化学

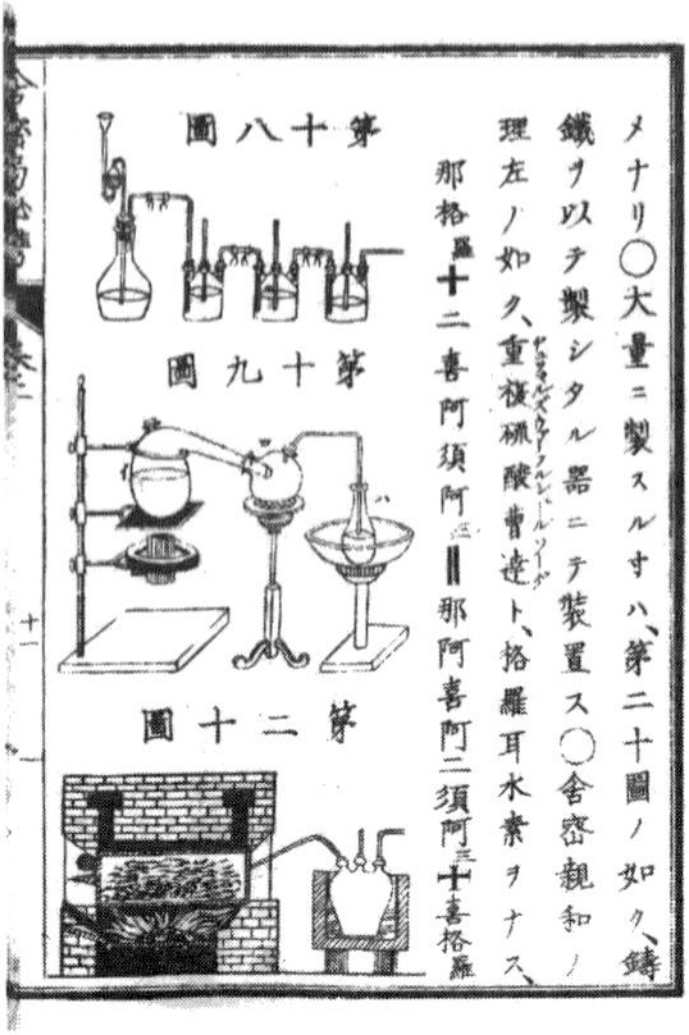

『舎密局必携』の中の蒸留図。既に洗気ビンが使用されている。

の教科書として関西を中心に使われたといわれる。本書の内容の特徴は、親和平衡力として化学当量をあげたり、元素に符号をつけたことである。これは古い舎密学者がこれまでだれも唱えなかったことであり、上野彦馬の独創である。また、有機性化学と無機性化学を説き、分子式や、化学方程式が用いられていることも、注目すべき点である。

日本薬学の開祖：長井長義

日本薬学の開祖として知られる長井長義はドイツにおいて化学を修め、帰国後、東京大学教授、日本薬学会初代会頭として生涯薬学会の発展に尽くした。一八八七年、長井長義はマオウからエフェドリンの単離に成功し、後にその構造決定、全合成をともに完成し、日本の有機化学・天然物化学の幕を開いた。長井長義らにより創始された東大薬学の有機化学は、朝比奈泰彦、近藤平三郎、落合英二、津田恭介ら文化勲章に輝く日本有機化学の先達を生むと共に、多数の合成医薬品をも創製した。日本の薬学は生薬成分の有機化学的研究から始まったのである。

上野彦馬と長井長義、この二人を結びつけたものは、当時最先端の「化学」という基礎自然科学の学問に他ならない。

長井長義は一八四五年（弘化二年）、阿波蜂須賀藩の医官を勤める長井琳章の長男として名東郡常三島長刀町（現在の徳島市）に生まれた。藩校で漢学・オランダ語を学ぶが、父より薬用植物などを研究する本草学の手ほどきを受け、薬学・化学に深い関心を寄せるようになった。十五歳で元服し、医師として父の代診を勤めるようになる。そして慶応二年、二十二歳の時に他の

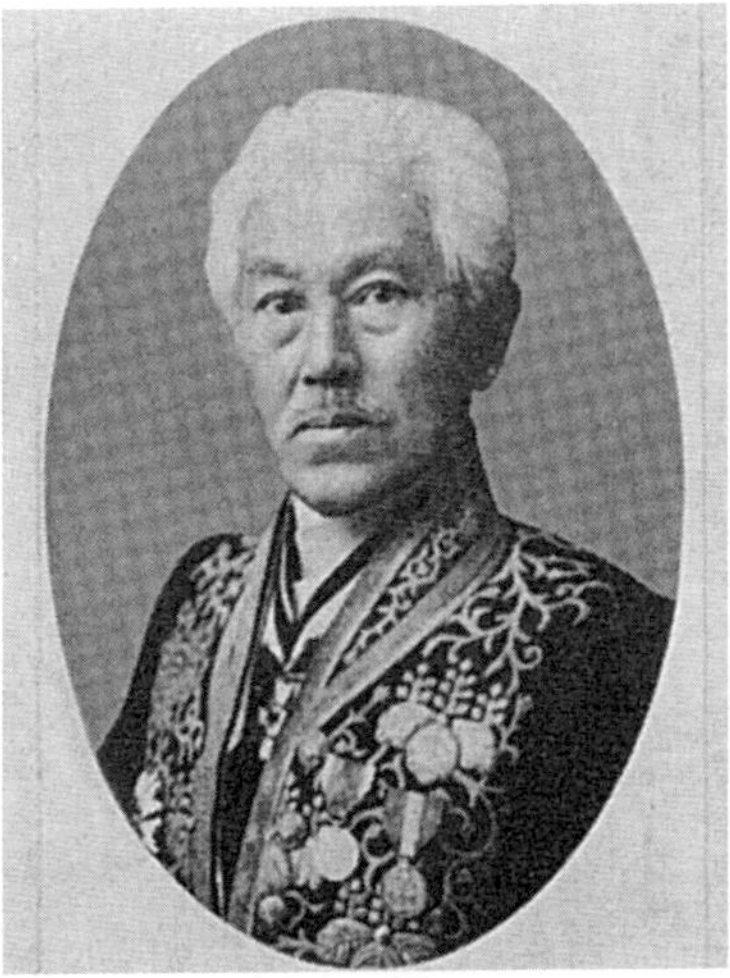

長井長義

六名と共に西洋医学を学ぶため長崎留学の藩命を受けた。時まさに幕末から明治元年にかけての二年間である。

長崎において長井長義は、精得館で、二代目オランダ人教師として招聘された陸軍軍医ボードウィンに化学を、マンスフェルトに臨床医学を学んだ。当時の精得館は、医学専門教育と物理・化学を分離、後者については分析究理所を別に設け、理化学専任教師として招かれたハラタマが化学実験を行っていたが、長井長義の到着の一ヵ月後には分析究理所を江戸に移すべく長崎を後にしている。長井長義の長崎留学の名目は医学修業であったが、徳島を出るときからハラタマに就いて化学を学ぶつもりであったらしく、その日記に、せっかく長崎に来たが、これでは初志を貫けないから、しばらく経ってからハラタマを追って江戸に赴きたいと書き残していることが知られている。慶応三年（一八六七年）には医学勉強のための精得館通いをやめ、写真撮影局を開いたばかりの上野彦馬の家に寄寓、写真技術を通じて化学修得に励むのである。そこで手にした『舎密局必携』（およそ五年前に発刊されている）は、初めて手にした化学書だった。長井長義は、彦馬の指導の下、写真に必要な硝酸銀から湿板をつくることや、現像液から生ずる塩化銀を金属銀に還元して再び硝酸銀に返す仕事を手伝ったという。

その後、上京し東京医学校（大学東校、東京大学の前身）に学び、明治三年、明治政府により第一回欧州派遣留学生に選ばれ、プロイセン（ドイツ）に派遣された。ベルリン大学に入学し医学を学びはじめるが、そこで有機化学の大家、ホフマン教授の有機化学研究に関心が移る。本人は自伝のなかで「化学の実験講義が非常に面白くてたまらず、医学をやめて化学にしてしまった」と述懐する。ホフマンに師事し、化学に転身し、後にベルリン大学助手として数々の学術的業績をあげた。このように長井長義の興味が物質的基盤の究明を目指す化学に向いていったことに、上野彦馬との邂逅がなにがしかの影響を与えていたと察するのは邪推とはいえないだろう。ホフマンの助手として十三年間プロイセンにとどまり、化学の研究に打ち込んだ。帰国後は東京大学医学部薬学科教授となり、現在の東京大学薬学部の基礎を築いた。

　写真術を介して、上野彦馬が与えた日本の化学界への功績は計り知れない。

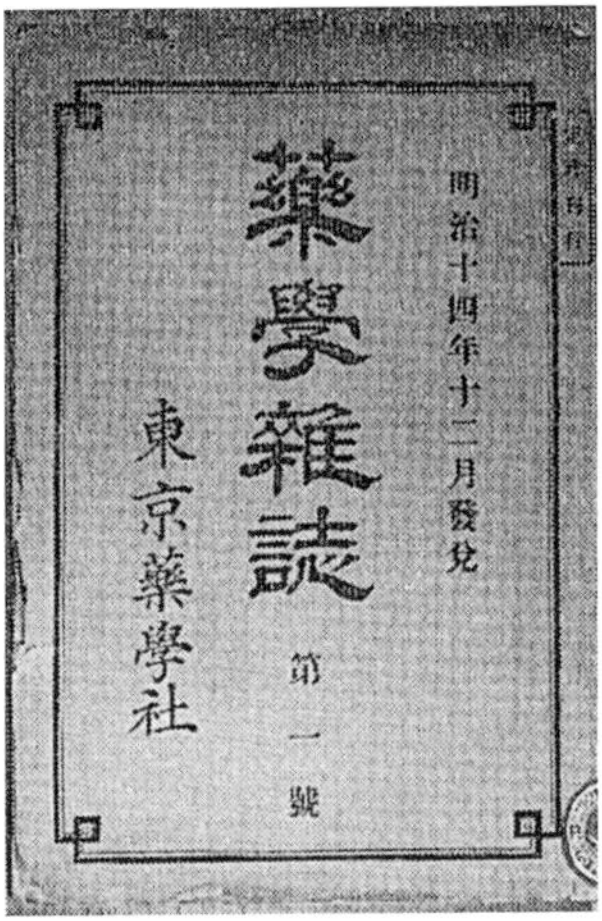

『薬学雑誌』第一号
明治 14 年創刊された。現在日本で出されている学会誌の中で一番古い。

参考文献

上野一郎『写真の開祖　上野彦馬――写真に見る幕末・明治――』産業能率大学出版部（一九七五年）
芝　哲夫『オランダ人の見た幕末・明治の日本――化学者ハラタマ書簡集――』菜根出版（一九九三年）
中西　啓『長崎医学の百年』（一九六一年）
坂口正男『舎密開宗研究』講談社（一九七五年）
藤倉忠明『写真伝来と下岡蓮杖』かなしん出版（一九九七年）
塚原東吾『化学と能吏（化学一九九八年十月号）』化学同人（一九九八年）
中西　啓『シーボルト前後：長崎医学史ノート』長崎文献社（一九八九年）
林　良重『化学雑話』裳華房（一九九一年）

第三章　近代薬学の定着期

1　薬局方の草稿者ゲールツ

薬局方について

日本薬局方（Japanese Pharmacopoeia）は医薬品の性状および品質の適正をはかるために厚生大臣によって定められた医薬品の規格書である。現在の薬局方は第一部および第二部に分けられ、第一部には繁用される原薬である医薬品や基礎的製剤が、第二部には混合製剤や天然物より生産された医薬品が収載されている。医学・薬学の進歩に対応すべく制定以来改正を重ね、平成八年より第十三改正日本薬局方が使用されている。薬局方の大きな使命は、制定以来医薬品の品質確保にある。医療技術の進歩と画期的な新薬の開発により、これまで多くの不治あるいは難治とされた病気が克服されてきた。日本において優れた医薬品が高度の品質を保って医療の場へ安定に供給されてきた背景には、高い水準をもった薬局方の存在があったと言っても過言ではない。

日本薬局方の初版の制定は明治十九年にまで遡る。この制定のそもそもの発端は、西洋医療を取り入れはじめたばかりの日本における粗悪輸入薬品の取締りにあった。当時の編纂者たちは、現代日本の医薬品開発能力、品質などが世界の先端水準に達し、医療技術の進歩とも相まって日本が最長寿国となりえたことを果たして想像できたであろうか。当時の日本は先端を行く西洋医療に驚き、その導入をはかり、その水準に近付くことを最大の使命としていた。日本薬局方編纂という大事業は後述するように日本国政府の指導のもとで進行したわけであるが、それに先立ち民間の学者の中からも近代薬学に貢献する多くの先駆的な翻訳本の出版がなされていた。これを成したのが当時の蘭学者たちである。

西洋医学に基づく薬物療法が盛んになったのは江戸時代後期のことである。この時代に紹介された局方はオランダの都市薬局方であり、その系統には、アムステルダム、ライデン、バタビア、ロッテルダムの四つがあった。なお、これらの書物に用いられているアポテーキ（Apotheek）に「局方」という名を与えたのもこの時代の蘭学者である。翻訳された局方類を幾つか挙げると、宇田川榛斎（玄真・宇田川榕庵の養父）の訳によるライデン局方を原書とした『新撰和蘭局方』やアムステルダム局方に基づく『寛政七年新撰局方』などがある。また、ロッテルダム局方に準拠して編纂された医家用書物の翻訳として橋本宗吉による『蘭科内外三法方典』が知られている。この書物は内科書として分類されることもあるが、「近代的意義における薬品製造を最も早く記述し」、「最初に西洋医科学を体系的にわが国に紹介した」紹介書として高い評価を得ており、当時の日本語訳の苦労が偲ばれるので紹介したい。

橋本宗吉と『蘭科内外三法方典』

本書の初版本は文化二年（一八〇五年）に刊行されている。この『蘭科内外三法方典』という書名について、宗吉は「此書題シテ三法ト謂モノハ製薬、処方、治療ノ三法ナリ。方典トハ効験古今ニ称著ナルヲ肆ニスルノ謂ナリ。即（チ）原書標名スル所ノ義ヲ訳ス。」と記している。すなわち、三法とは製薬・処方・治療を意味している。

本書は本草部（巻之一上・下）、薬方部（巻之二）、製薬部（巻之三）を含み、最終的には六冊揃本のかたちをとって販売されたと考えられている。本書と原書を比較した場合、巻之六が部分訳であることを除いて構成および内容はよく一致し、大体において逐語訳がなされている。しかし、その訳に関しては、初めての化学用語を創造するための苦心の跡が見てとれる。例えば、書名の Scheikonst（ラテン語、Chemia）は本書において「製薬」と訳されており、製薬に必要な技術（化学）には「諸薬鎔鑠変化之法」（巻之三、製薬部）という難解な用語があてられている。また、原書にはない化学器具の図を数十品「製薬器物図」として巻之二の末尾に補うなどの独自の工夫もなされている。これらの器具の中には蒸留装置である「らんびき」などが描かれており、本来ガラス製であったものが、日本では陶器製になるなど当時の工夫が見てとれる。

橋本宗吉は上方蘭学グループの中心人物として活躍したが、その蘭学の基礎は江戸の大槻

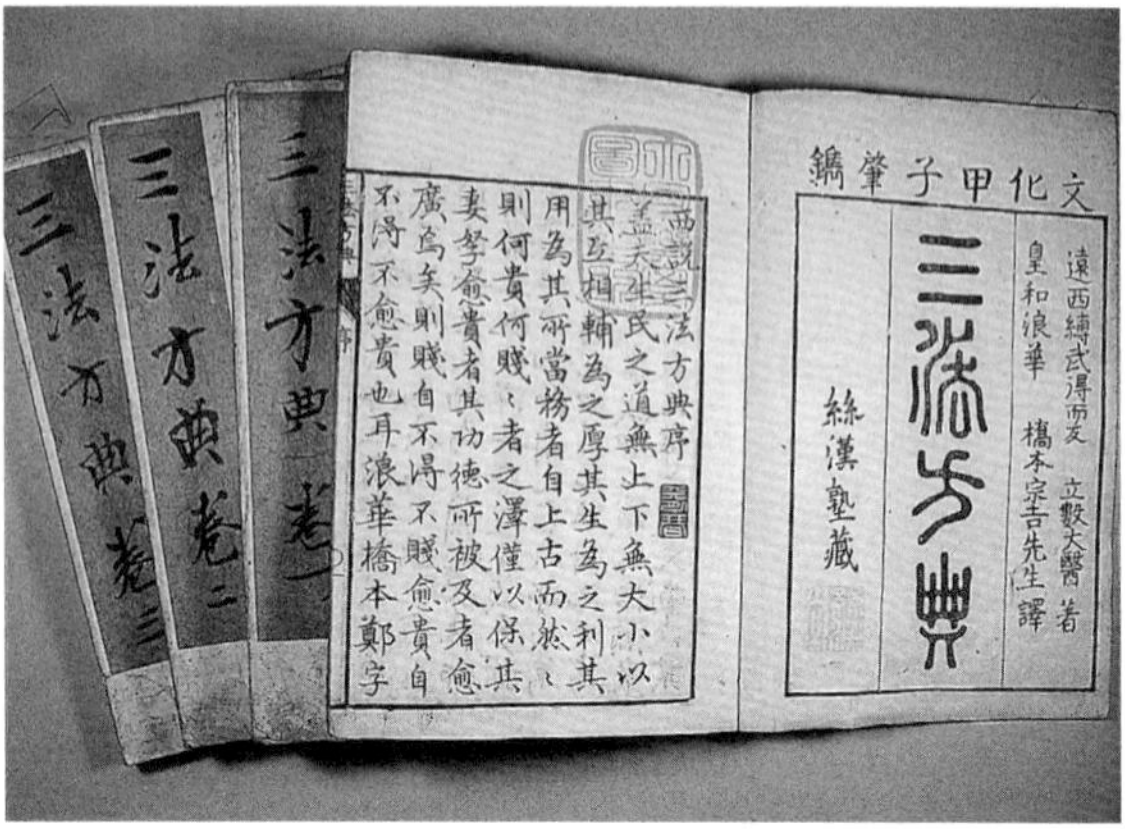

『蘭科内外三法方典』とその巻之一の見返し

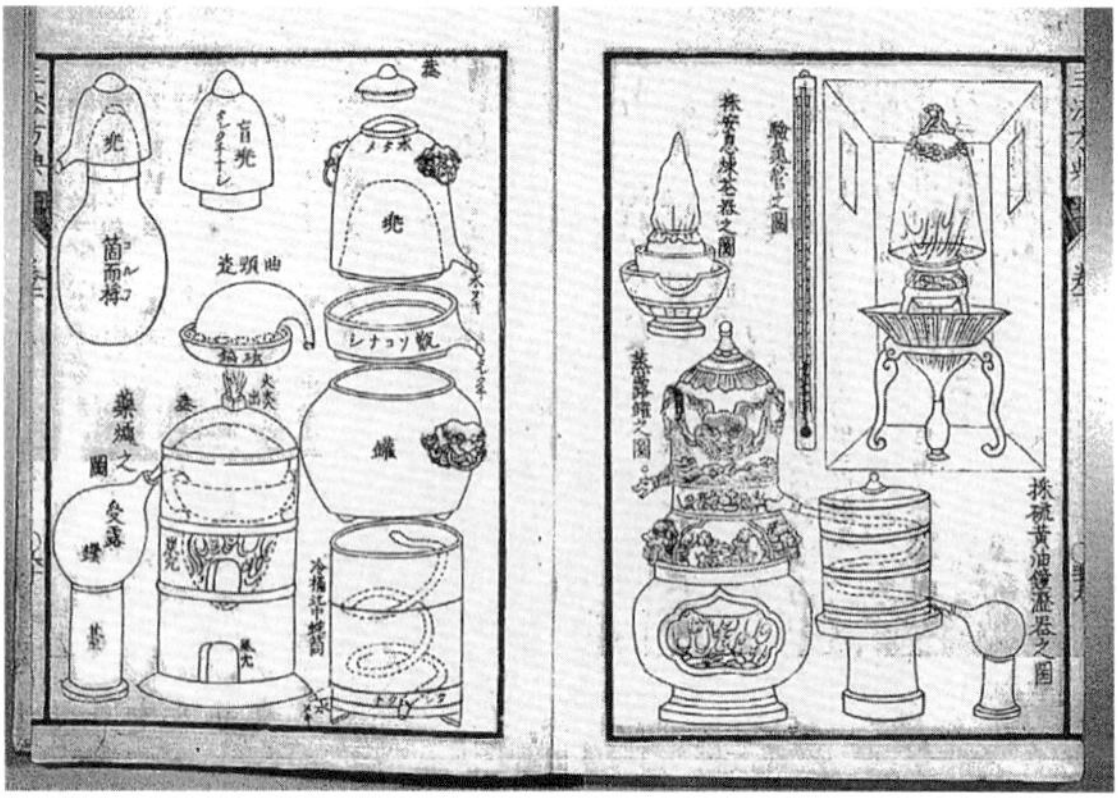

「製薬器物図」巻之二末尾
実際に宗吉が使用していた器具類の図である。

玄沢の芝蘭堂塾で身につけた。ちなみに、彼は日本の電気学の祖としても知られており、エレキテル装置なども手掛けた。『西洋医事集成宝函』、『阿蘭陀始制エレキテル究理原』、『エレキテル訳説』などを著し、医書、天文、地理に関する書物の翻訳を通して欧米諸国の情報提供に努めた。

ゲールツの来日と業績

明治初期、日本政府は速やかに近代国家を建設し、強固な国際的地位を確立するために、欧米先進諸国から各界の専門家を「お雇いさん」として高給をもって雇い入れた。明治三年（一八七〇年）に当時のヨーロッパで最も進んでいたドイツ医学の採用がわが国で実行に移されたにもかかわらず、ドイツ人適任者の不足や長い日蘭交易による友好関係などの理由から、薬学領域ではオランダ系の外国人教師が多く招かれ、日本の薬学の発展に大きく貢献した。

明治初期は近代薬学の定着期とも呼べる時期であり、薬事衛生の普及向上、薬品試験業務の開始、日本薬局方草案作成の準備などが進められた。これらの基礎づくりおよび発展に尽力したのが熱意ある外国人教師たちであった。

アントン・ヨハネス・コルネリス・ゲールツ（Anton Johannes Cornelis Geerts :1843–1883、オランダ語ではヘールツと呼ぶ）はオランダのオウデンダイクの薬業家に生まれた。成人して

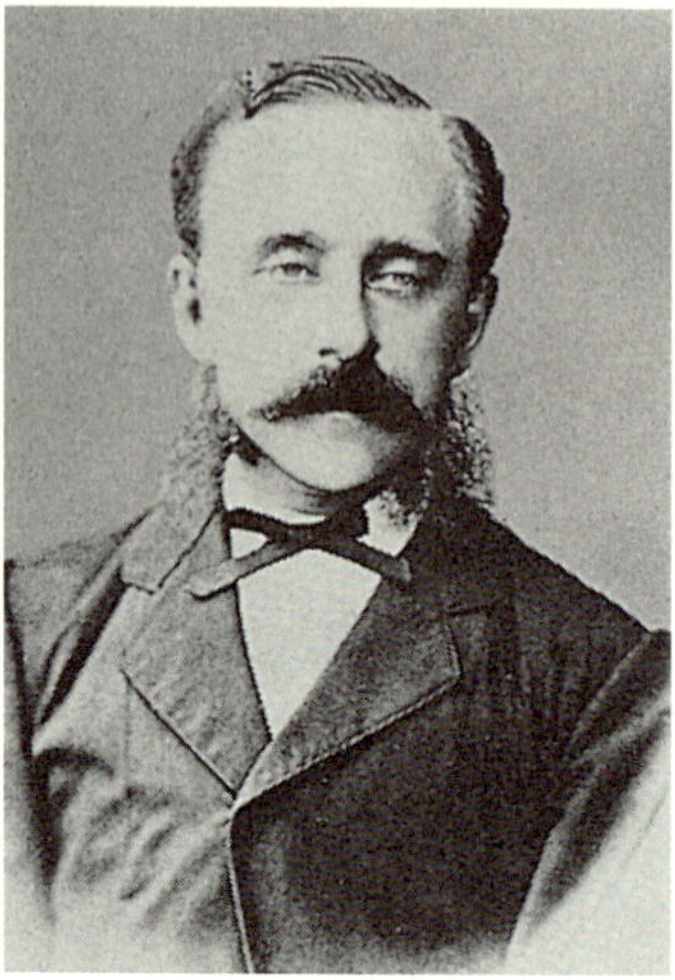

ゲールツ　A.J.C. Geerts（1843-1883）

陸軍の薬剤官となり、ユトレヒトの陸軍医学校で教鞭をとっていたが、薬学以外にも、理化学や植物学に精通する英才であった。

　このゲールツが日本政府の招請により来日したのは明治二年（一八六九年）、彼が二十六歳のときである。彼の着任先は官立長崎府医学校（現長崎大学医学部の前身）であり、授業担当は予科の物理、化学、幾何学などだった。当時長崎医学校は学制改革が行われたばかりで、学頭は長与専斎が務め、オランダ人医師マンスフェルト（C.G. van Mansvelt）が教頭と附属病院医師を兼ねて指導にあたっていた。

　長与専斎は明治四年（一八七一年）、欧米医事制度の視察に岩倉大使一行とともに欧米に出向いた。明治六年に帰国した彼は、その年文部省の医務総裁（のちに文部省医務局は内務省衛生局となる）に就任し、医制取調を命ぜられた。これがわが国の衛生業務の発端である。こうして長与専斎は公衆衛生事業の普及に努めることになったが、緊急に対策が迫られている事項の一つに悪徳外国人商人による粗悪薬品の輸入防止があった。

一方、明治六年（一八七三年）にゲールッツは長崎税関の委嘱により輸入キニーネの分析を行い、その鑑定報告に添えて粗悪な輸入薬品の取締りと薬品試験所の必要性を建議した。長与専斎はこの進言をとりあげ、薬品検査機関として司薬場が設置されることとなった。明治七年（一八七四年）三月には東京日本橋馬喰町に司薬場が初めて開設され、永松東海を場長、ドイツ人マルチン（Georg Martin）を監督として薬品試験業務を開始した。これがわが国における薬品取締りの発端であり、以後の薬学の発展にもこの司薬場の開設は大きな影響を与えた。なお、当時の司薬場の主な業務は薬品検査、鉱泉飲料などの分析、薬舗および製薬家などの志願者への製薬法試験法などの伝示、薬舗における毒劇物取扱方の点見指示であった。

ゲールッツは明治八年（一八七五年）二月に設置された京都司薬場に任用された。そこでの彼の任務は薬品試験監督と、同じ構内にあった京都舎密局と合同で薬学講習を行うことであった。これは前年に公布された「医制」においてその施行が規定された新しい薬舗開業試験（薬剤師試験の前例、ちなみに薬舗主の名称が「薬剤師」に改められたのは明治二十二年のことである）に備えてのことであった。なお、京都司薬場は薬業の中心地である大阪の司薬場に近いこともあって一年余りで廃止された。代わりに日蘭貿易以来の実績をもつ長崎と新しい開港場として発展した横浜に司薬場が設置されることになった。ゲールッツは横浜司薬場の開設の任にあたり、明治十年(一八七七年)五月に業務を開始した。その後、明治十二年に日本全土でコレラが大流行した際には、長与衛生局長を助け防疫対策を実行し、伝染病予防規則の制定を促すなど今日の衛生行政の基礎を確立した。

ゲールツは理化学の教育に努めるかたわら、日本の鉱物資源にも興味を示し、精力的に試料の採取を行った。この研究の結果を集大成したものがフランス語による『新撰本草綱目』鉱物之部で、明治十一年には第一篇、明治十六年には第二篇が出版された。第三篇は残念ながら未刊に終わっている。また、ビュルガーと同様に各地の温泉を訪ね、温泉の分析調査も行い、『日本温泉考』(明治十三年)なども著している。その他、彼の活動の対象は種痘、飲料水、食用植物、気象などにも及んだ。

このように日本の薬事行政、保健衛生の発展に大きく貢献したゲールツであるが、明治十六年(一八八三年)八月三十日腸チフスにより、横浜の地で四十年の生涯を閉じた。現在も彼は長崎出身の山口きわ夫人とともに横浜の外人墓地に眠っている。なお、彼の遺徳を偲んで長与専斎らによって谷中天王寺境内に建立された顕彰碑は、現在、ゲールツに関連の深い国立医薬品食品衛生研究所構内に移設されている。彼の多大なる助力を得て今日の薬事行政の基礎を築いた長与専斎は自伝『松香私志』のなかでゲールツにふれて次のように記している。「(途中省略)ゲールツ氏もまた勤勉の士にして、本邦における理化学最始の教授に任じ、よく困難の職責を尽くしたが、後に司薬場の教師として長崎、京都、横浜に歴任し、本邦にあること十五年、理化学・薬学の発達はこの人の力に資ること多かりき。氏は元来敏捷の人にして検疫消毒の方法、薬局方の編纂など、衛生局の事業にも参画の功少なからざりしに惜しいかな明治十五年横浜にて病歿せり」。ここで述べられている薬局方編纂に関しては以下に述べる。

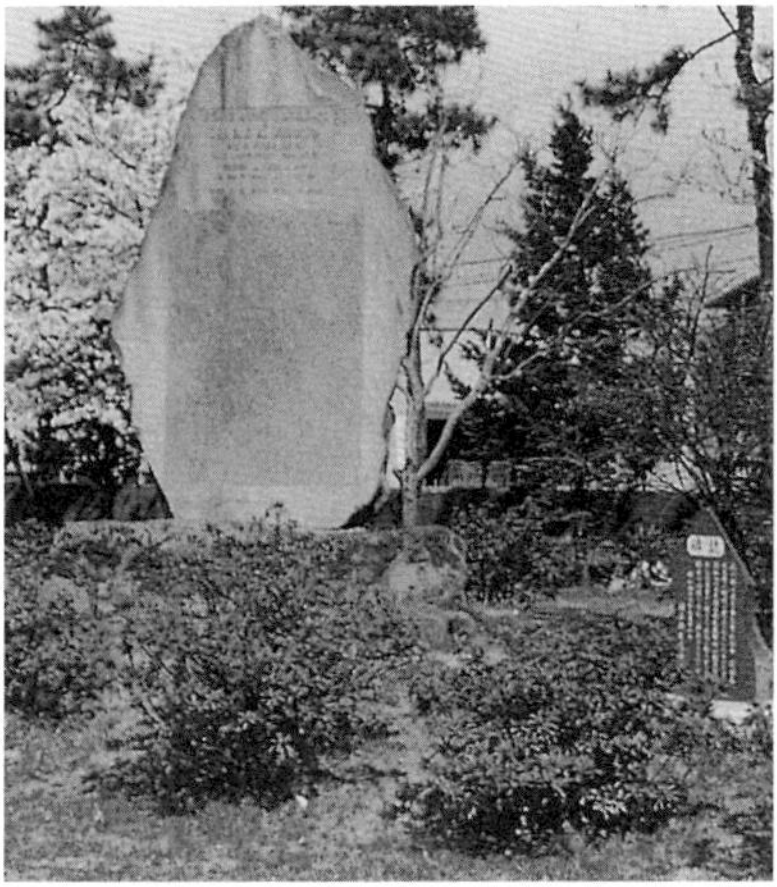

ゲールツの顕彰碑（国立医薬品食品衛生研究所）

ゲールツによる日本薬局方草案の作成

司薬場での主業務は薬品試験である。しかし、当時薬品の基準となる日本薬局方は存在しなかったために、基準の異なる外国の薬局方を用いることによる混乱が予想された。例えばヨード鉄舎利別（舎利別はシロップのことである）は、仏局方を基準にして製造するとそのヨード鉄含量は〇・五パーセントであるが、英・独局方は五パーセント、蘭局方は二

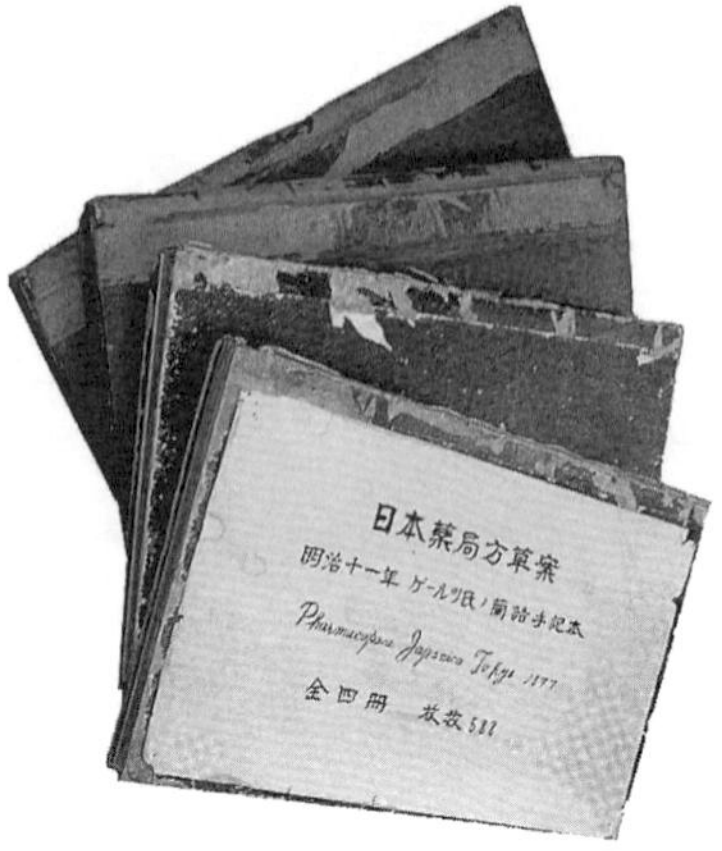

日本薬局方草案（国立医薬品食品衛生研究所蔵）
明治 11 年ゲールツによって手書きされた。全 4 冊よりなる。

○パーセントの比率と大きな効力差が生じた。
　明治八年（一八七五年）、長与衛生局長は日本薬局方の必要性から、京都司薬場監督のゲールツに日本薬局方草案作成の内命を与え、局方制定のための準備を進めた。ゲールツは同じオランダ人で大阪司薬場教師のドワルス（B. W. Dwars）と協力して『第二版　オランダ薬局方』（Ph. Nederlandica 一八七一年刊）を中心に、ドイツやアメリカの局方を参照しながら草案をまとめていった。本草案は四分冊で構成され、薬品をラテン名のアルファベット順に並べ、ラテン名に次いで漢字またはカタカナ、さらにローマ字が添えてあった。また、全頁には通し番号がついていた。この草案の特色は生薬名を漢字で自筆したことや、西洋生薬と成分・薬効が類似する日本産生薬を代用薬として解説したことなどである。収載薬品は六〇四品目におよび、製剤総則八項目、付表一七種、

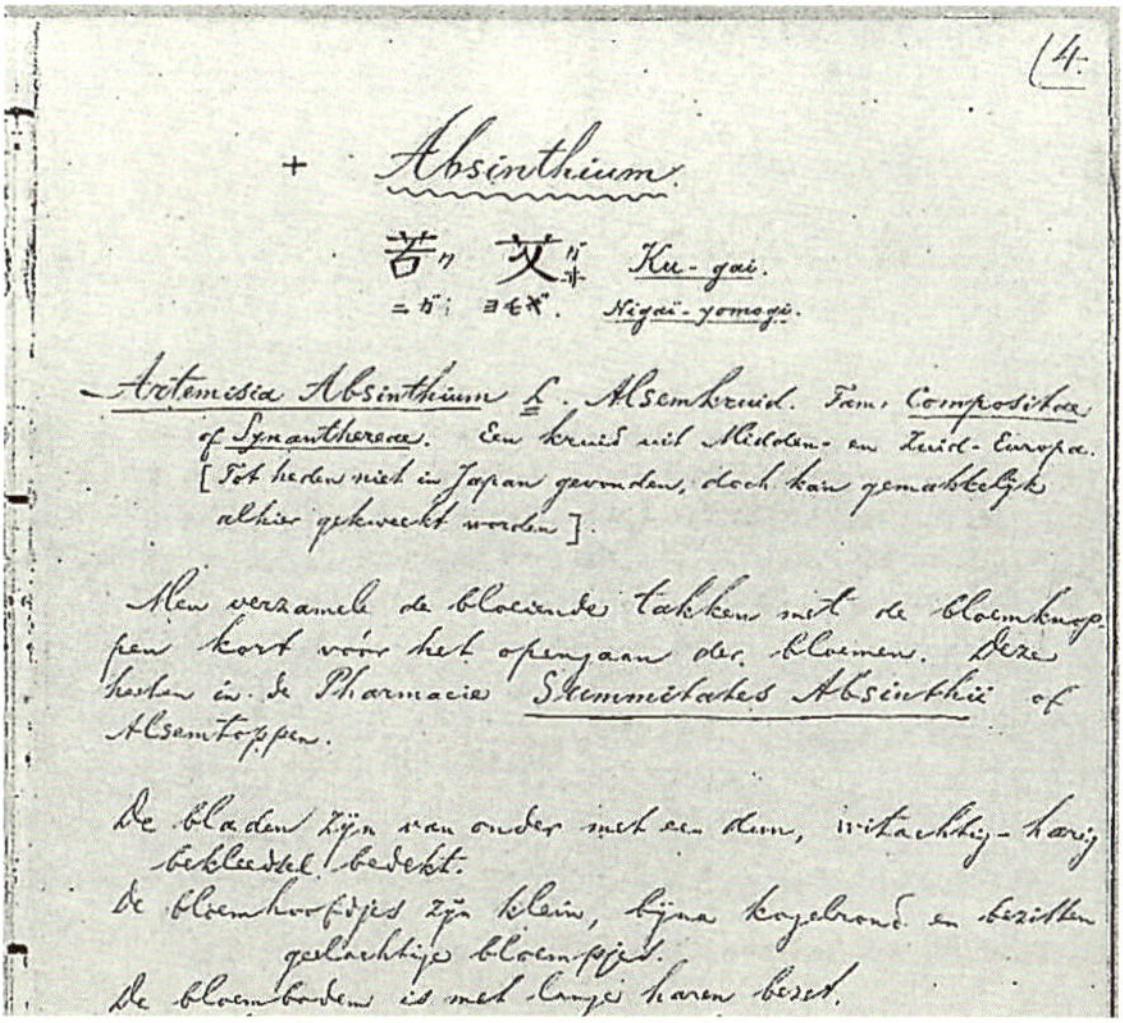
14.

+ Absinthium

苦《ク》 艾《ガイ》 Ku-gai.

ニガイヨモギ. Nigai-yomogi.

Artemisia Absinthium L. Alsemkruid. Fam. Compositae of Synanthereae. Een kruid uit Midden- en Zuid-Europa. [Tot heden niet in Japan gevonden, doch kan gemakkelijk alhier gekweekt worden].

Men verzamelt de bloeiende takken met de bloemknoppen kort vóór het opengaan der bloemen. Deze heeten in de Pharmacie Summitates Absinthii of Alsemtoppen.

De bladen zijn van onder met een dun, witachtig-harig bekleedsel bedekt.
De bloemhoofdjes zijn klein, bijna kogelrond en bezitten geelachtige bloempjes.
De bloembodem is met lange haren bezet.

ゲールツによる日本薬局方草案の一部
ニガ（イ）ヨモギ（苦蓬）は現在でもアブサンというフランスのリキュールの味付けに用いられている。

索引などで構成されていた。

明治十年（一八七七年）、このオランダ語の草案は完成し、明治十四年には局方原案として長与局長に提出された。しかし、明治政府がドイツ医学を採用していたことや、起草より既に数年が経過していたこと、さらに収載品目や記述の内容の改善点が多く指摘されたことなどにより、最終的な採用には至らなかった。彼は死の直前まで日本薬局方編纂へ力を注ぎ、病没後は後述するエイクマンの尽力により明治十九年（一八八六年）六月二十五日『日本薬局方』の初版が公布された。

エイクマンによる『日本薬局方』の完成

オランダ人エイクマン（Johann Frederik Eijkmann　エーキマンとも呼ばれる）は植物成分研究の有機化学と栄養分析の学術方法を指導することにより、わが国の薬学における新分野の基礎を築いた。

エイクマンは一八五一年、オランダのゲルデルランド州ネイケルクウェアに教育者の息子として生まれた。十八歳のとき、薬局見習生の試験に合格して、薬局、化学試験所などを経た後、二十四歳のときライデン大学に入学し、分析化学などを修めた。なお、ビタミンの発見によりノーベル医学生理学賞を受賞（一九二六年）した医師、C. Eijkmann は彼の弟である。

明治十年（一八七七年）二月上旬、エイクマンは日本政府の内務省衛生局の招きに応じて来日した。彼の任地は長崎港の地に設立された長崎司薬場であった。長崎司薬場は長崎区新橋町三三五番地（現諏訪町）に所在していた。エイクマンはここを嘱託監督し、彼の指揮のもと薬品試験に必要な機器類、薬品、図書類のすべてが輸入品で整えられ、同年十一月開場となった。

エイクマンは長崎司薬場で薬品試験の実務および指導を二年間行ったのち、明治十二年（一八七九年）三月東京司薬場で満期解任となったオランダ人プリュへ（P.C. Pluggy）の後任として東京に赴いた。なお、長崎司薬場の場長には明治十二年より辻岡精輔、桜井小平太らが就任したが、司薬場の利用価値の漸減により明治十四年（一八八一年）に廃止されることとなった。こののちは、長崎県が司薬場の建物および試験設備の使用を引き継ぎ、県民の請願に応じて薬品試験を行う運びとなった。

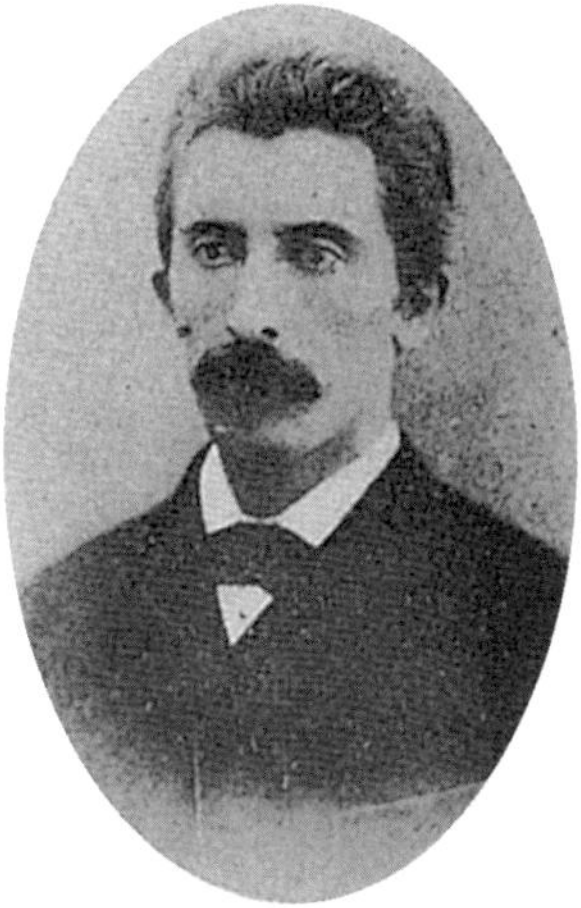

エイクマン J.F. Eijkmann（1851-1915）

東京司薬場（国立医薬品食品衛生研究所の前身）に着任後、エイクマンは国民の栄養改善を目的とする食品分析に着目し、この分野を積極的に開拓指導した。明治十四年、彼は東京大学医学部製薬学科教師ランガルト（A. Langgaard）の後任となり製薬学、化学、薬剤学などの教育に尽力した。また、そのかたわら日本産有毒植物の成分研究にも力を注ぎ、

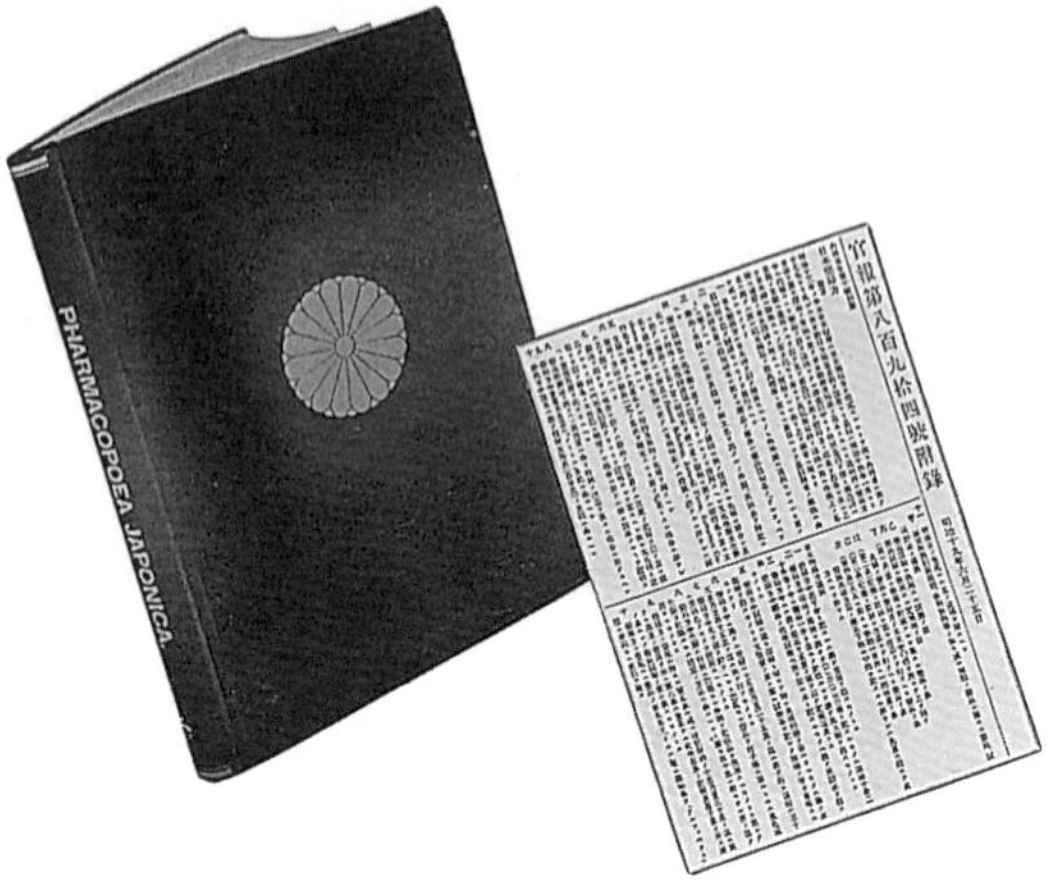

『第一版　日本薬局方』掲載官報とラテン語版

アセボトキシン（アセビ）や、マクレイン（タケニグサ）およびナンジニン（南天）などのアルカロイドを抽出するなど、植物化学者としても数多くの業績を残した。

　明治十三年（一八八〇年）、内務省に日本薬局方編纂委員会が設けられ、エイクマンはゲールツ、ランガルト、永松東海らとともにその調査委員に推薦され、ドイツ語草案の作成に携った。特に、ランガルトの帰国およびゲールツの死後は独力でドイツ文稿本の修正を行い、『日本薬局方』の完成に大きく貢献した。日本薬局方草案（日本文、ラテン文、ドイツ文）が完成した明治十八年（一八八五年、八月）の翌月彼は帰国の途につき、のちにアムステルダムの大学教授に就任した。

『第一版　日本薬局方』は明治十九年（一八八六年）六月二十五日に公布され、翌年七月一日施行となった。これは近代的体裁を持つ局方としては東洋で初めて、世界では二十一番目にあたる国定薬局方となった。収載品目は四六八種に及び、巻末には試薬、定規液、常備薬表、毒薬表、劇薬表、極量表、液状薬品比重表、原子量表、日本名およびラテン名索引が添えられていた。また、薬品、試薬名は漢字で表現されていた（例　サリチル酸ナトリウム→撒里失爾酸那篤僧謨、ブロム化カリウム→貌羅謨化加僧謨）。なお、ラテン語版は東京大学教師グロートが翻訳編集し、明治二十一年に刊行されている。

局方の公布に続き、内務省衛生局は薬局方の内容を広く理解・活用させる目的で、明治二十三年（一八九〇年）エイクマンに依頼していた原稿を翻訳し、最初の『日本薬局方註釋』の刊行を行った。

参考文献

日本薬局方公布百年記念事業実行委員会、日本薬局方百年史編集委員会編『日本薬局方百年史』（一九八七年）

国立衛生試験所百年史編集委員会編『国立衛生試験所百年史』（一九七五年）
江本龍雄「医薬品研究」一四、四五七―四八三（一九八三年）
宗田　一『江戸科学古典叢書二六　三法方典』恒和出版（一九八〇年）
長崎県薬剤師会薬史研究会『長崎薬史』社団法人長崎県薬剤師会（一九七八年）
中西　啓『長崎医学の百年』（一九六一年）

2　日本最初の薬学部の創設者・長与専斎

明治の初め近代日本の医療・衛生行政制度が確立されていくとき、それまでにない急激な改革のため一部混乱もみられるが、これほど見事に欧米の諸制度を消化し定着させた先人達の功績は大きい。結果的には良かったかもしれない徳川幕府によるおよそ三〇〇年間の鎖国政策後、急激な欧米化にともなう文物や諸制度が流入し、また導入されていったのもそれなりの受け皿があってのことである。医学や薬学それに医療・衛生行政制度も同じで、出島を中心にした日蘭交流二五〇年の間にこの受け皿となるべく土台が築かれていった。それらの大きな役割を担ったのがオランダ商館員や商館医達で、また仲介役の通詞達であった。その結果として幕末長崎に海軍伝習所が設置され、養生所の併設を経て日本の医学・医療制度が確立されていくのである。その中心となったのが大村藩出身の長与専斎であった。この長与専斎によって薬学部が設置されたことはあまり知られていない。

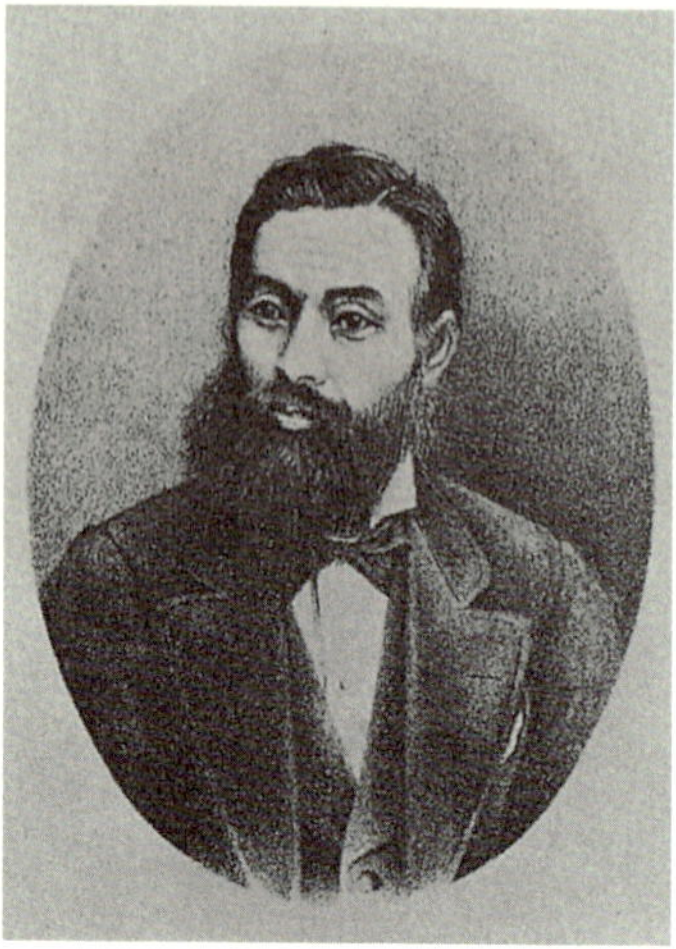
衛生局長時代の長与専斎

長与専斎の長崎時代

長与専斎は、数代漢方医として大村藩に仕えた家系で医学の素養が育つ環境に生まれている。専斎の父中庵は大村藩の侍医で、漢方を当時江戸幕医の最高権力者多紀元堅楽春法印に学んでいる。この楽春法印は、シーボルトの高弟伊東玄朴が幕府御典医になるまで幕医として権勢を誇り漢方医の地位を死守しようとした人物である。多紀元堅が『傷寒論述義』を著したとき協力している。その後蘭学に転向し、コンスブリュクの『病学通論』を訳述している。祖父俊達は、若いときから医術の才に恵まれ、三十歳前後で大村藩中はおろか近隣近在までもその名は聞こえ、門前には診察を乞う人々で溢れる程の名医であった。しかしながら名声と富を得た漢方医学に満足することなく四十歳になって蘭学を志している。自宅の小屋に牛を飼い痘苗を作ろうとするが失敗している。しかしその二年後の一八四九年（嘉永二年）にバタビアから取り寄せたモーニケ（Otto Monike）の牛痘苗を大村藩に広めることに成功している。この時の最初の実験台が長与専斎であった。その後父中庵が早逝（三十五歳、一八四〇年）したため専斎九歳の時俊達の養子となり長与家の嫡子に決まる。専斎は三歳で大村藩五教館で漢学の修業を始め、その後十六歳で祖父の勧めにより緒方洪庵の適塾（適々塾）に入門している。

適塾での経験

長与専斎は伊藤慎蔵が塾頭の時に適塾に入門し、その後五年近くを適塾で過ごし一八五八年福沢諭吉が江戸に出たのち塾頭になっている。

ここで緒方洪庵と適塾（適々塾）について若干述べておく。

緒方洪庵は、シーボルトからポンペまでの蘭医学隆盛の時代に最も活躍し後世に影響を与えた日本の蘭学者の一人である。彼は備中足守藩（現在の岡山）の出身で、名は章、字は公裁という。十五歳のとき父に従い大坂に出て、十七歳で中天遊の「思々斎塾」で西洋医学の基礎を学んでいる。二十二歳で江戸の坪井誠軒の門に入り、西洋の薬品・製剤方法・器具などをイロハ順に並べた事典である『遠西医方名物考』や『和蘭薬鏡《おらんだやっきょう》』を著した当代随一の蘭学者宇田川榛斎に就いて六年間の蘭学修業後、長崎でオランダ人医師ニーマンに三年間蘭医学を学ぶ。その後大坂に帰り、瓦町で開業し、同時に蘭学塾「適々斎塾（適塾）」を開い

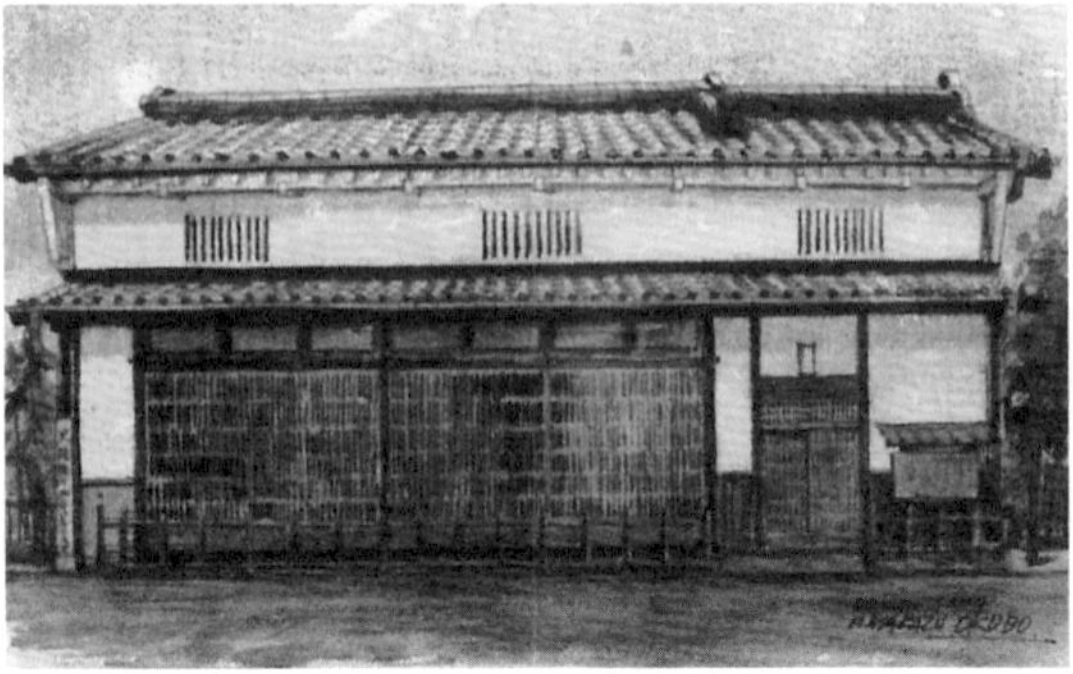

適塾

ている。一八四五年（弘化二年）、今日史跡、文化財に指定されている過書町（現在地）の適塾に移った。

この時代、医師にとって天然痘とコレラをいかに予防し、治療するかが最大の課題であった。洪庵も積極的にこれらに取り組み、道修町に除痘館を設けて種痘事業を行ったり、一八五八年（安政五年）に大坂でコレラが大流行した時『虎狼痢治準』を著しコレラ予防に一役かったりして精力的に動いている。わが国で牛痘苗での種痘が成功するのは、一八四九年六月蘭館医モーニケがバタビアから取り寄せた牛痘苗で長崎の江戸町の阿蘭陀通詞会所で行った種痘である。この時モーニケは楢林宗建と協議し、小児に接種することを決める。吉雄圭斎・柴田方庵に種痘術を伝授（一八四九年十二月二十七日までにモーニケが種痘した者は三九一人にのぼる）。長崎の小さな村の式見村でも種痘が実施されている（代は一軒につき米八勺あて、村中で米一俵二斗七升九合を牛痘方に納める）。この痘苗は一八四九年十月十六日には京都の日野鼎哉や大坂の緒方洪庵の除痘館、それに江戸の伊東玄朴にも送られ、それぞれが種痘に成功している。このときの洪庵の種痘の記録は「除痘館記録」に残されている。

洪庵は、この適塾で二十年間近く、その後の明治政府や医学・薬学界で活躍する多くの門人を育てたが、一八六二年（文久二年）幕府の強い要請を断わり切れず、幕府の侍医法眼に挙げられ、西洋医学所頭取となる。しかしわずか一年で他界する。彼には前述の『虎狼痢治準』の他、『扶氏経験遺訓』『病学通論』等の著書がある。

長崎留学時代（ポンペ、松本良順、ボードウィン、マンスフェルト）

長与専斎は、福沢諭吉の後任として一年間塾頭を勤めた後、洪庵の勧めにより蘭医療実地研修のため長崎のポンペのもとに来る。緒方洪庵は、蘭書を読み、訳する適塾のような蘭学は終わりで、これからはポンペの時代だということを長与専斎にも言っている。専斎は、長崎での学問の仕方が今までのとは大違いで文字章句を穿鑿することよりも平易な言葉や図、記号等で中身を理解させることに主眼がおかれている、と書いている（『松香私志』）。適塾で五年以上の蘭語の経験があり塾頭の経験のある専斎でも、後では直接ポンペと質疑応答はできたようだが、最初は西慶太郎の通訳の一語一語しか理解できなかったらしい。この当時ポンペのオランダ語を直接理解できたのは松本良順と、語学の天才といわれ戸塚静海と共著で『七新薬』を著した司馬凌海だけであったろうと言われている。

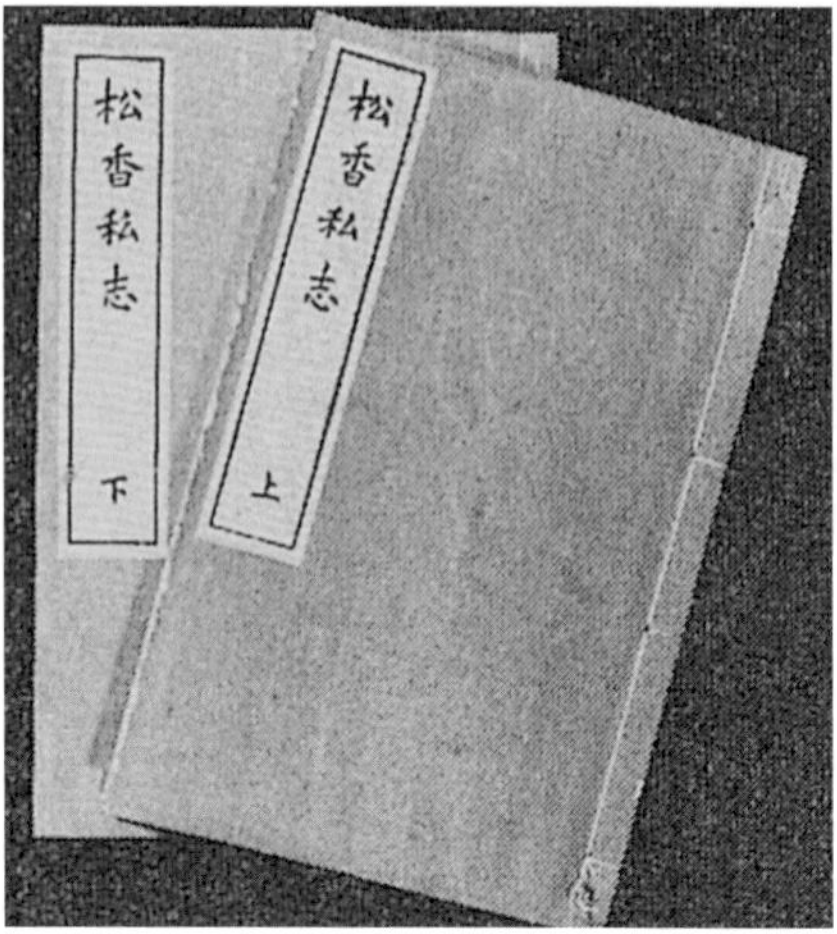

『松香私志』(国立衛生試験所百年史)

長与専斎は、長崎にきてポンペや松本良順から、またその後任のボードウィン、マンスフェルトから、これまでの緒方洪庵から学んだ以上に、その後の日本の衛生行政を確立させていく上で多くの影響を受ける。松本良順はポンペに医学を学ぶにあたってオランダの医術・医学の知識ばかりでなく科学的思考過程、思惟の方法までそっくりポンペから学んでいる。「医療の対象は病気そのものである。患者の身分、階級、貧富の差、思想や政治の立場の違いを取り上げてはならない。医術を出世や金儲けの道具にするものがいるが全く唾棄すべきことである。人は自分のためでなく何よりも公の社会のために生きなければならない」（『白い激流』より）と当時のオランダの市民意識がポンペをして言わしめている。また予防医学の概念、すなわち現在の公衆衛生、環境衛生的な考え方もこのような背景から出てきている。このような衛生の概念がポンペの長崎医学所の基本姿勢で自然と長与専斎にも受け継がれたものと思われる。当時衛生という言葉はなかったが、その概念はポンペから学ぶことによってかなり身についている。松本良順は、住居、衣服、夜具、飲食、入浴、睡眠、運動、房事といった項目について書いた『養生法』を著している。松本良順はこの時期新選組の西本願寺屯営でその衛生管理を集団的に行う等、予防医学の重要さを強く身を持って体験し生涯この考えを貫いている。ここでの養生とは衛生の意味であり、まだこの時代では衛生学とか公衆衛生といった訳語はできていない。衛生という訳語は出来ていなかったが、この概念の書はいくつかある。それは高野長英と岡研介の『蘭説養生録』、辻恕介の『長生法』、また杉田玄瑞の『健全学』が知られている。明治以前衛生に関する内容を翻訳でなくみずから著述したのは松本良順の『養生法』以外に例はない。ちなみに貝原益軒の『養生訓』は中国の先賢の言葉を中国の医書からまとめたものである。

専斎は、司馬凌海とは同じ佐倉順天堂の佐藤泰然の門人で佐賀藩の医官相良知安と長崎でともに、ポンペの後任ボードウィンに師事することになる。この相良知安こそが明治新政府のドイツ医学の導入に心血を注いだ人物であるが、薩長藩閥政治の犠牲となり歴史から抹殺され悲惨な生涯を送ることとなる。その後、医務局長になったのが長与専斎で、昭和十年十二月に東京帝国大医学部構内に知安の名誉挽回の記念碑が建立された時、その式辞を述べたのが長与専斎の次男で東京帝国大学総長の長与又郎であった。相良知安は、明治新政府が政治的配慮からイギリス医学導入を決めようとしていたとき、純粋に学問的立場からドイツ医学導入を強く説いた。この時日本医学総教師として内定していたのが幕末の官軍軍医として活躍したイギリス人医師ウィリアム・ウイリスである。彼は、後で鹿児島に医学校が開設されるにともない校長として破格の高給で赴任していて、その第一期生に高木兼寛、実吉安純らがいる。高木兼寛は、明治政府の海軍軍医を勤め東京慈恵医科大学を創立する。脚気の原因を巡り、患者の治療を重んじ実証主義に徹する高木のイギリス医学の海軍首脳と、学理を重要視する森鷗外のドイツ医学の陸軍首脳との対立が起こる。現代でもおちいる問題である。まず実践や技術が先に来て、理論的な理由づけはそれに従わなければならない。

一旦、専斎は、一八六二年に大村藩の侍医に就任したが、藩主大村侯の銃創事故の蘭方外科による治療のため、再び長崎に行くことを許され、そこでポンペの後任ボードウィン、マンスフェルトに師事している。ボードウィンは一八六二年（文久二年）ポンペの後任として来日した。緒方准準《これよし》、長与専斎、松本銈太郎、戸塚静伯、池田謙斎、大槻玄俊ら千人近くが就学し、ボードウィンの教えを受けている。ボードウィンの建白書によって、長崎養生所に分析究理所が設置され、ハラタマが教授として着任した（一八六六年〈慶応二年〉）。ここでハラタマは、日本写真の祖、上野彦馬の通訳で、化学、物理、製薬技術等を教えている。ハラタマの講義は、上野彦馬の『舎密局必携』として刊行された。長井長義は上野彦馬の家に住み込んで、彼から化学実験法を習ったという。その後ハラタマは大阪の舎密局に転勤になる。ボードウィンの後任にマンスフェルトが精得館（長崎養生所は一八六六年に改名した）に着任した。一八六八年（慶応四年）長与専斎は精得館の学頭になり一八六八年（明治元年）五月に選挙で長崎精得館の頭取になり、十月にこの精得館が長崎府医学校になるとこの校長に選ばれている。このとき日本で初めて医学教育に、マンスフェルトの勧めもあり現在の医学進学課程に教養部を意味する予科を創設している。マンスフェルトは長崎医学校の整備に専斎と共に大きく尽力し、日本の医学教育制度の確立に多大の功績を残した。その予科教師にオランダ陸軍薬剤官ゲールルツを雇っている。ゲールルツはここで幾何、物理、化学などを教え、明治七年には東京司薬場を、同八年には京都司薬場を指導している。

長崎から東京へ（衛生学の誕生）

一八七一年（明治四年）七月に文部省が設置され江藤新平が初代文部卿となり学制の改革

が急速に行われた時、専斎は東京に転勤になり、これにより医学の主要な舞台が長崎から東京に移って行くことになる。転勤後、この当時激しかった薩長藩閥政治の混乱に巻き込まれることなく、その後の衛生行政政策の立案に大きく貢献する貴重な体験となった岩倉具視らの欧米使節団の一行に加わっている。

江戸幕府が諸外国と結んだ修好通商条約は、締結にあたった幕府の当局者が世界の大勢を知らず、外交知識に乏しかったため締結各国に最恵国条款と治外法権とを認め、またわが国に関税自主権のないきわめて不利でかつ国家の自主権を損ずる不平等条約であった。維新政府成立直後も外交に不慣れなため引き続き不平等条約を結んでいる。

維新政府は不平等条約改正を志し、一八七一年（明治四年）岩倉具視らを欧米諸国に派遣したがほとんど成果を得ず一八七三年に帰国している。長与専斎にとっても、アメリカではそれほどの収穫も得られなかった。しかしながら、ヨーロッパ、特にドイツでの医療制度および衛生行政の視察の経験は帰国後の医療行政を確立するために大いに活かされた。維新以後欧米文化の進んでいるのに驚いた日本政府と国民は、医療制度も含め、この遅れを取り戻すべく「旧来の陋習を破り」「知識を世界に求め」を国是として政府が先頭にたって積極的に欧米文化の輸入と摂取に努めた。その結果驚くべき速さで日本の薬学をはじめ医療制度が確立されていった。

専斎はドイツで池田謙斎、桂太郎、松本銈太郎、長井長義らの協力のもと日本の医療行政の基盤である「医制」七六条の構想を練る。その基本の姿勢が次の文に表されている。「是れ実に其の本源を医学に資り、理化工学気象統計等の所科を包容して之を政務的に運用し、人生の危害を除き国家の福祉を完うする所以の仕組にして、流行病伝染病の予防は勿論、貧民の救済、土地の清潔、上下水の引用排除、市街家屋の建築方式より薬品染料飲食物の用捨取締に至るまで、凡そ人間生活の利害に繋がれるものは細大となく収拾網羅して一団の行政をなし、『サニテーツウエーセン』『オッフェントリへ・ヒゲーネ』など称して国家行政の重要機関となれるものなりき」。それは、専斎が帰国した一八七四年には、衛生行政組織、医事、薬事、公衆衛生のみならず、医学教育について定めた総合法典である医制が公布され、さらに翌年には内務省衛生局が設置されていることでも明らかである。この重要な任務を担ったのが長与専斎である。明治七年三月公布された医制七六条の内訳は次のようになっている。その第一―一一条は、全国衛生事務の要領と地方衛生及其吏員の配置、第一二―二六条は医学教育、第二七―五三条は医術開業試験とその免許、第五四―七六条は薬舗開業試験とその免許及び薬物の取締規定である。特に、この二一条と三四条には医制の基本原則が述べられている。二一条は「医師たる者は自ら薬をひさぐことを禁ず」とし、第三四条には「調薬は薬舗主・薬舗手代・薬舗見習に非れば之を許さず」と、ドイツ式の医薬分業を明示している。専斎はこの医制が公布される前（一八七三年）に薬事に関する最初の制度として「薬剤取調の法」の布達にも関与している。

長与専斎は Hygiene の原語を健康もしくは保健と露骨に直訳しても面白くないので、荘子の庚桑楚篇《こうそうそへん》にある「衛生の経」から字面高雅で音の響きも良い衛生という言葉をみつけ、これを健康保護の事務に適用することにし衛生局とした、といっている（『松香私志』）。司馬遼太郎著『胡蝶の夢』によると、欧米視察から帰国後、オランダ語の gezondheidsleer（衛生学）の訳語に困っていたところ、薬学と化学に精通し歌学と漢学に素養の深かった明石博高（一八三九〜一九一〇年）に出会い、彼が衛生という言葉を造語し、専斎は喜んでこの言葉と内容を広めた、とある。しかしながら、衛生の語は他の古書にも散見する。例えば先にも触れた貝原益軒の『養生訓』の中に「衛生の道ありて長生きの薬なし」とあり、現代の衛生の意味が含まれている。また本井子承の『秘伝衛生論』（寛政六年）や『秘伝衛生論後篇』（天保六年）にも同じ意味の言葉が使用されている。ちなみに Hygiene は健康の女神 Hygieia から Galenus（一三〇〜二〇〇年）が命名している。

長与専斎は適塾で洪庵の予防医学の重要性や長崎養生所でのポンペの衛生行政の考えや実地に大きな影響を受けたと思われる。

初代衛生局長として

専斎は帰国後（明治六年三月）文部省医務局長に就任し、一八七五年（明治八年）六月には医務局が内務省に移されると同時に医務局を衛生局と改名しその初代衛生局長に就任している。これから本格的に長与専斎の衛生行政が始まることになる。まず最初に手がけようとしたのが天然痘とその予防と検梅制度である。ところがこの時コレラが大流行することになりその対策に窮することになる。安政五年の長崎から始まった大流行を経験している専斎は海港検疫の重要性を認識しコレラ予防の諸規則を立案する。

種痘対策を、できたばかりの衛生局の最大の仕事として位置付けた。それは一八四九年モーニケから伝わり佐賀、大坂、京都、東京等全国にと広められていたが、かなり時間が経っているためその効力がおち、新しい牛痘苗が必要になり、ここに特牛を求め接種し痘顆を取り出すことに成功した。しかし国の財政改革の必要から種継所は私立衛生会に委託し衛生局長が監督することになる。この種継所は

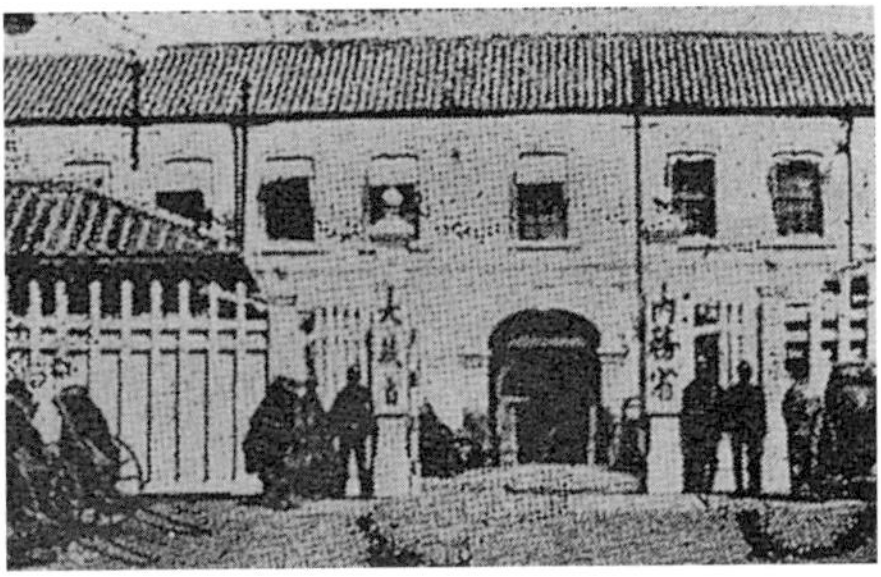

明治初期の内務省　（国立衛生試験所百年史）

後で官立となる。

司薬場は贋敗薬（にせ薬）輸入などを取り締まるため最初東京、京都、大阪に設けられたが、後で京都は廃止され、新たに長崎、横浜に設置され、最後は東京、横浜、大阪の三ヵ所になった。これら司薬場の設置にはゲールツが大きな役割を果たす。東京、大阪の司薬場試植園には内外の薬草を植え、その成分・効能をしらべ薬局方制定に役立てようとした。輸入粗悪薬品の検査のための司薬場の設置であったが、検査が甘く、同一の薬でも強弱精粗の度が違い、十分にその機能を発揮できなかった。一方で、専斎は、医学部内に薬学科を設置するなどして薬業社会の意識の改革、制度の改良を促しながら、これらは薬局方がないのが大きな原因と判断し日本薬局方制定のため明治十三年十月にその編纂委員会を設けた。以上のような経緯で明治十九年六月内務省令をもって初めて日本薬局方が発布され、明治二十年七月から施行された。

日本薬局方編集総裁および委員は次のような人々であった。総裁は元老院幹事細川潤次郎、委員は陸軍軍医総監松本良順、同軍医監林紀、海軍軍医総監戸塚文海、一等侍医池田謙斎、内務省衛生局長長与専斎、東京大学医学部教授三宅秀、海軍中医監高木兼寛、陸軍二等薬剤正兼二等軍医正永松東海、柴田承桂、東京司薬場教師オランダ人エイクマン、横浜司薬場教師オランダ人ゲールツ、東京大学医学部教師ドイツ人ベルツおよびランガルト、オランダ人ブッケマンらであった。

このようにして薬局方が準備されていったが、依然として医薬品は輸入にたより、取締りは難しく、日本薬局方に適合したわが国独自の薬品を製造することが必須となり、明治十八年衛生局監督の下に国庫援助の大日本製薬会社が開業し、ここから近代製薬業が始まることになる。

わが国最初の薬学部を設置

一八七二年（明治五年）に教育令が発布されて文部省が刷新されると、先にも述べたドイツ医学導入に功績のあった相良知安らは医務関係の職や東京医学校長等を罷免され、長与専斎が新しく出来た医務局長に任命された。さっそく長与専斎は、薬学は医学と並進すべきとして一八七三年（明治六年）製薬学校設立を建議した。また、わが国最初の大学における薬学教育の始まりとなる第一大学区医学校に製薬学教場を設けた。このような中、医学教育の改革は、まず医学校の移転から始まった。最初、藤堂氏の藩邸跡にあった医学校を、相良は現在の上野公園に移転しようと計画したが、この上野境内は歴史上重要でしかも市内有数の景勝地であり首都の第一公園にすべきとのボードウィンの意見に従い、現在の加賀藩前田氏跡に移転することを決めた。明治九年（十二月）には開校式を行い、一八七八年（明治十一年）には第一期の医学士が誕生している。ここで医学教育は一段落し、専斎は衛生業務に専念すべく校長（このときは校長は綜理となっている）に、先にも述べたボードウィン時代の同僚池田謙斎を推薦し、専斎は副綜理になっている。

医師および薬剤師の試験制度の始まり

明治政府の医療制度が確立されるまで、わが国の医師のほとんど（三万人近く）は父子師弟相伝の漢方医で、西洋のことは忌み嫌い、自分達の流派や家伝を頑固に守り、まるで宗教信徒のようであると、専斎は言っている。このような状態のなかで試験を実施するのは困難と思われたが、医務衛生の根本問題であり試験を急いだ。それは一八七五年（明治八年）二月のことであった。試験科目は物理、化学、解剖、生理、病理、内科、外科及び薬剤学であった。今後医師になろうとするものはこの試験に合格し免状を与えられ、今まで開業していた者は試験なしで免状が与えられる、ということが文部省より東京、京都、大阪の三府に達せられた。このときの受験者に落第した者はいなかった。その後いくつかの改革を経て一八八三年（明治十六年）に試験規則を医師免許規則に改めるなどして大体の基礎ができた。このとき中央政府に試験委員を設け、東京、京都、長崎の三地方で春秋に試験が実施された。漢方医からの抵抗は避け難いことであった。

明治政府は先にも述べたごとく「薬品取調の法」や「医制」七六条を公布して、医師と薬舗主（薬剤師の前身）の分業を明確にするべく苦慮している。実際は薬舗主の急な養成ができず、医師の薬舗兼業は禁止したものの調剤に関しては例外を作ってしまった。これが後まで医薬分業の遅れとなる禍根を残すことになる。このような中で東京府は明治十一年薬舗主となる者は試験を受けなければならないとし、無試験の薬種商と区別した。しかしながら、医師には全面的に調剤を許していたために薬舗主を目指す者は少なかった。京都府でも薬舗主になるには必ず試験を受けることとし、明治八年に試験を実施している。明治九年までに試験を受けて免状を得た者はわずか一八人であった。その後も医師には例外規定を付けたまま薬剤師試験を実施している。明治二十三年の新規則による東京・大阪での受験者は第一回が三二人でその内合格者は一三人で、第二回は受験者一六人中、合格者は六人に過ぎなかった。明治二十三年時の医師は三万八、〇〇〇人で薬剤師は一、七〇〇人であった。一九〇〇年（明治三十三年）薬品取締の規則が制定されたころ医薬分業論が起こってくる。しかしながら処方の調合と劇毒薬品の取扱いは薬剤師が、自家患者への薬剤の調整は医師が行っている。新しい制度を作るとき、その最初に熟考することが是非にも必要と痛感させられる。

一八八六年（明治十九年）には、女子としてわが国最初の医籍登録者、荻野吟子が誕生している。荻野は、東京女子師範学校を卒業したあと私立医学校好寿院を終了し、内務省の医術開業試験を受けようとしたところ、受験を拒否され、専斎の尽力で受験が認められている。

長与専斎には、この他、コレラ対策、水道、下水システムの完備等々、衛生行政に関わる多くの功績がある。

参考文献

伴　忠雄『適塾と長与専斎』創元社（一九八七年）。この本から多くの文や事例を引用させてもらった。

伴忠雄氏に感謝いたします。

犬養道子『ある歴史の娘』中央公論社（一九七七年）

小川鼎三『医学の歴史』中公新書、中央公論社（一九六四年）

小川鼎三・富士川游『日本医学史綱要Ⅰ・Ⅱ』東洋文庫、平凡社（一九七四年）

呉　秀三『シーボルト先生其生涯及び功業』名著刊行会、復刻（一九七九年）

斎藤　信訳『シーボルト江戸参府紀行』東洋文庫八七、平凡社（一九六七年）

中西　啓『長崎のオランダ医たち』岩波書店、特装版（一九九三年）

司馬遼太郎『胡蝶の夢　一―五巻』新潮社（一九七九年）

佐藤雅美『開国』講談社文庫（一九九七年）

篠田達明『白い激流』新人物往来社（一九九七年）

3　近代薬学教育の始まり

近代薬学の教育研究の源流は、明治六年（一八七三年）第一大学区医学校に予科二年、本科三年の製薬学科（全寮制）の設立に遡ることができる。すなわち、東京大学薬学部の発端であり、明治十年（一八七七年）の東京大学設立に伴い医学部製薬学科として改組された。明治十八年（一八八五年）創立の私立熊本薬学校が設置され、後に熊本大学薬学部となっている。明治二十三年の文部省令によって第一～第五高等中学校医学部に薬学科が設置されたが、千葉大学薬学部、東北大学薬学部、岡山大学薬学部、金沢大学薬学部、長崎大学薬学部のそれぞれ起源となっている。明治二十六年（一八九六年）に共立富山薬学校が創立され、後に富山医科薬科大学薬学部となっている。以後、日本における薬学教育が急速に推進されることになる。以下、長崎における薬学教育を中心に歴史を追う。

第五高等中学校医学部薬学科の設置

明治二十二年高等中学校の医学部に医学科とともに薬学科の設置が決定したことを受けて、

明治二十三年六月十八日には、文部省令第七号によって、各地の医学部に薬学科が設置された。長崎の第五高等中学校医学部では定員百名の薬学科が誕生した。長崎大学薬学部は、この日をもって創立としている。

さて、新設の薬学科初代主任には池口慶三が招致された。池口は新制帝国大学薬学科の第一回卒業生である。明治二十三年九月に行われた第一回入学試験の結果、第三回医学科入学生とともに一六名が入学した。当時の学期は三学期制であり、一学期は九月十一日〜十二月二十四日、二学期は一月八日〜三月三十一日、三学期は四月八日〜七月十日と決められていた。学科は英語、動植物学、鉱物学、物理学、化学、分析学、生薬学、製薬学、調剤学、薬局方、体操であった。小島郷佐古校舎と浦上の附属施療病院（後の長崎県立長崎病院）で受講した。

明治二十五年、浦上山里村に第五高等中学校医学部の新校舎が落成した。落成式には、文部次官辻新次、第五高等中学校長嘉納治五郎、松本良順ら多くの関係者が参列して祝った。新築に要した費用は、約五万三千円であった。薬学科の第一回卒業式は明治二十七年三月三日、医学科第五回卒業式と同時に行われ、九名が卒業した。同年四月には、薬学科村山長之助教授の引率で武雄温泉の調査を目的とした薬学科三年生の修学旅行が行われている。武雄温泉は炭酸泉であり、試験の結果、成分はクロールカリウム、硫酸カリウム、クロールナト

温泉調査

佐賀県杵島郡武雄町　柄崎温泉

無色透明にして少しく硫化水素臭を放ち微に滷汁様の味を有し，弱アルカリ性の反応を呈す。温度は摂氏 50 度なり。その 1 リットル中に含有する所の各成分及びその量は下の如し。

クロールカリウム	0.0028 グラム
硫酸カリウム	0.0012 グラム
クロールナトリウム	0.1587 グラム
珪酸ナトリウム	0.0838 グラム
重炭酸ナトリウム	0.4356 グラム
重炭酸カルシウム	0.0174 グラム
重炭酸マグネシウム	0.0027 グラム
重炭酸亜酸化鉄	0.0079 グラム
硫化水素	僅微
遊離炭酸	0.0067 グラム

リウム、珪酸ナトリウム、重炭酸ナトリウム、重炭酸カルシウム、重炭酸マグネシウム、重炭酸亜酸化鉄、硫化水素、遊離炭酸であるとの成績を得た（上の表参照）。明治二十七年六月二十三日、政府は学制改革を実施した。すなわち、内閣総理大臣伊藤博文と文部大臣井上毅の名によって「高等学校に関する勅令及び文部省令」が示され、第五高等中学校から第五高等学校に改称された。さらに、明治三十四年四月一日、各高等学校医学部は、すべて独立して医学専門学校となった。

第五高等学校医学部は長崎医学専門学校となり、文部省令により、スタッフは校長一名、教授一三名、助教授七

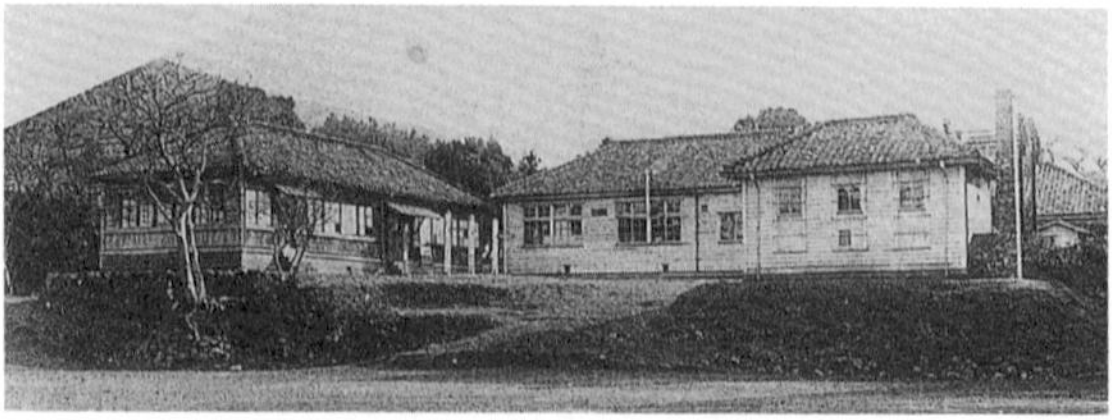

長崎医学専門学校薬学科校舎全景

名、書記五名と定められた。明治二十七～明治二十八年の日清戦争、明治三十七～明治三十八年の日露戦争、大正三～大正七年の第一次世界大戦と、この時代は三度の戦争を経験し、世界経済や思想などに大きな変化が生じた時でもある。専門学校令が明治三十六年二月公布され、その後整備されていくが、大正七年九月の改正では、官立医学専門学校規定は、官立医学専門学校の学科を医学科と薬学科とする、修業年限を医学科四年、薬学科三年とする、薬学科の学科目は修身、ドイツ語、鉱物学、化学、薬用植物学、分析学などとするとなっていた。大正六年十二月には歌人斎藤茂吉が長崎医学専門学校教授として赴任した。

大正七年春からスペイン風邪が全世界に流行し翌年にかけて一五万人が死亡した。長崎では大正元年十月に流行したコレラで二三五人が罹患し、一三九人が死亡、大正九年にはインフルエンザが流行し三二八人の死者を記録し、長崎医学専門学校校長尾長守三も流感のため死亡した。なお、この年の十月には第一回国勢調査が実施されているが、長崎県の人口は一一三万六、一八二人であった。

大正十年十一月には長崎市聖徳寺において、「解剖千体祭」が行われた。明治二十一年以降大正十年までに千体の解屍が行われたことによる。

この間、校舎も変遷を遂げている。第五高等中学校薬学科開設以来、薬学科にはもともと特別に独立した校舎はなく、医学科の中で、小島郷佐古校舎と浦上里郷附属施療病院（現長崎大学医学部附属病院）を使用して受講していた。浦上に校舎が新築された第五高等学校から医学専門学校時代の薬学科は三〇〇坪程度の木造平屋建てであったが、大正十二年木造二階建ての七〇〇坪の新校舎が竣工した。

長崎医科大学附属薬学専門部時代

長崎医学専門学校の医科大学への昇格は、大正九年からすでに決定していたが、大正十二年、勅令九十三号および第百四十二号により、長崎医科大学への昇格が実現した。このとき医学科は専門学校から大学に昇格したが、一方で、薬学科は昇格することなく専門学校のまま残り、その後、昭和二十四年まで長崎医科大学附属薬学専門部として継続されることになる。そのため、新たに長崎医科大学附属薬学専門部規則が制定された。この規則の中には、修業年限が三年であること、学科目は、修身、体操、外国語、有機化学、有機薬化学、分析

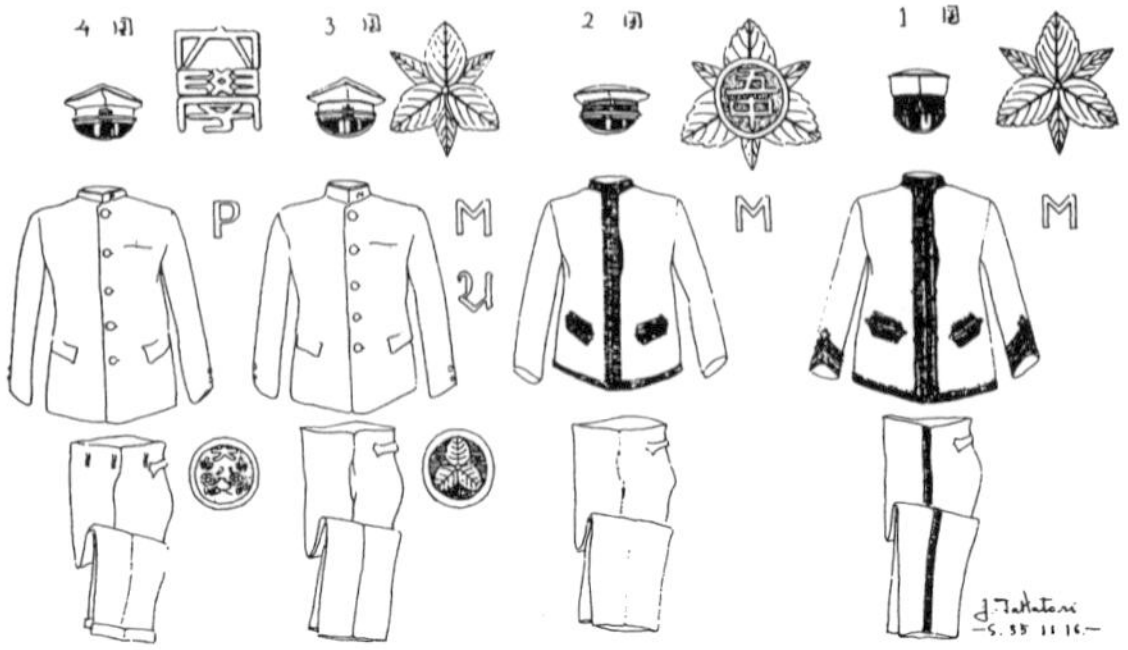

服装の変遷（長薬同窓会誌）
第５高等中学校から附属薬学専門部へ（右から順）校章は柏と月桂樹が用いられた。

化学、衛生化学など四十二の講義および実習であること、などをはじめ、入学資格、懲戒、成績、授業料など五十七条にわたって細かに決められていた。現在では考えられなくなったが、第五十三条には服制に関しての規則があり、制帽、制服、靴について詳細な規定がある。大正十二年長崎県立長崎病院に関係する敷地、建物、器具器械その他一切長崎県から国に寄付され長崎病院は長崎医科大学附属病院と改称された。この年の十一月十一日、長崎市鳴滝町にシーボルト胸像の除幕式が行われた。これは、シーボルト渡来百周年を記念しての事業であった。なお、平成十二年は日蘭交流四百周年にあたるが、悠久の時の流れが重厚に感じられる。その後、薬学専門部では大正十四年、川上登喜二主事の尽力で約千坪の薬草園を設置するとともに、実習室の増設を行い薬学の研究教育施設を一層充実させた。大正十一年徳島高等工業学校に応用化学科製薬化学部が設置され、後に徳島大学薬学部となっている。

薬学専門部時代は日本の軍国時代でもあった。帝国主義の進展とともに昭和六年には満州事変が起こり、さらに昭和七年には上海事件が起こった。その後、昭和十二年の日中戦争、昭和十四年の第二次世界大戦へとつながっていく。昭和十四年には文部大臣に陸軍大将が就任したり、軍医養成の目的で、短期に卒業させる臨時附属医学専門部が東京帝国大学、京都帝国大学をはじめ各帝国大学や医科大学に設置されるなど、いろいろな意味で、軍部の政策が文教に強い影響を与えた時代である。そうした時代背景にあって、昭和五年大倉東一教授が編集兼発行人となって、薬学専門部学友会は『グビロ』なる名称の学友会雑誌を創刊した。薬学専門部のあった裏山を「グビロが丘」とよび、学生の憩いの場所であった。創刊号は小沢敏夫助教授の「シーボルトの江戸滞在」という文献の訳文が文頭を飾っている。昭和十五年の第十一号が最後の発行となったが、これは『グビロ』以前に発行されていた学友会雑誌から数えると十八号に相当した。内容は随筆、学術論文、回顧録、クラブ活動に関するものなどが中心であった。

昭和五年四月、教官二名に引率されて、学生一七人が関西および東京方面に見学旅行を行

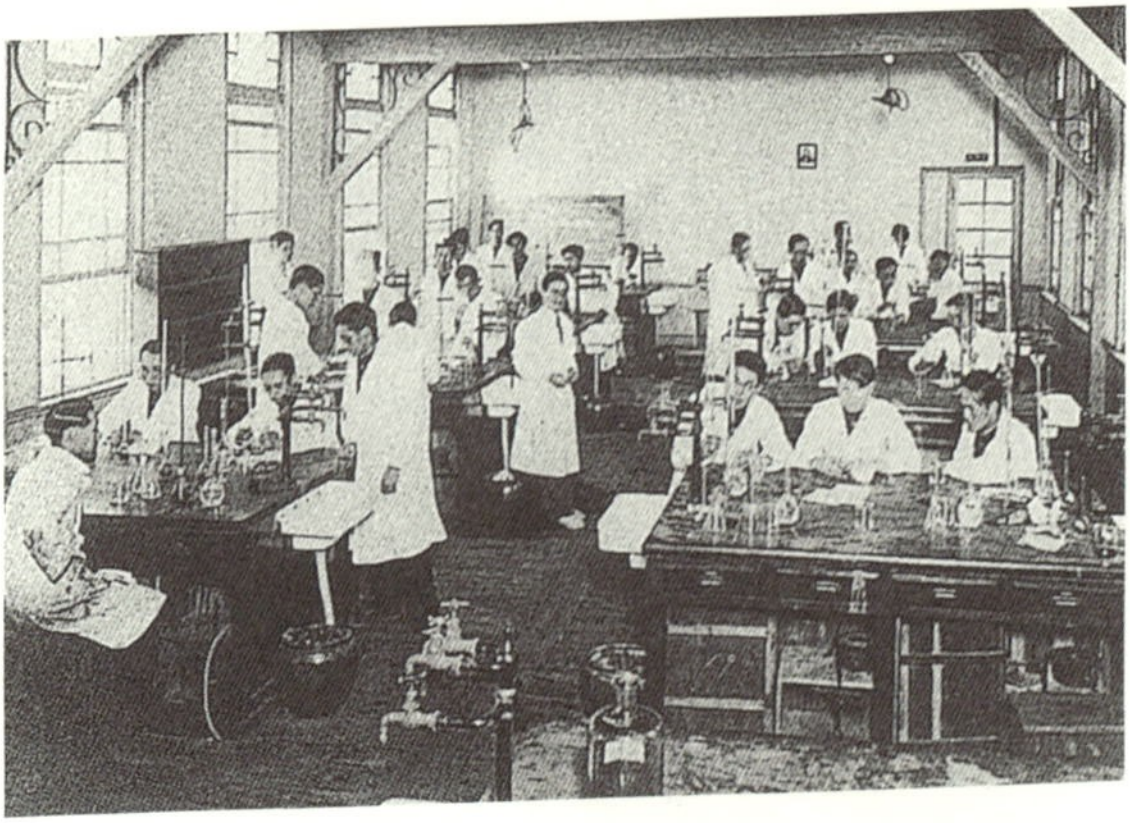

昭和 10 年頃の実習風景

い、工場見学や衛生試験所、新聞社などを訪れたことが紹介されている。クラブ活動としては、弁論部、野球部、陸上部、弓道部、射撃部、卓球部、ラグビー部などなど多彩な紹介がなされている。昭和十四年（一九三九年）京都大学医学部に薬学科が設置されたのが京都大学薬学部の始まりである。

昭和十六年戦時体制はいよいよ強化されていく。文部省からの訓令により、四月二十三日、学長角尾晋を団長として、長崎医科大学、同附属専門部および同臨時附属医学専門部の全職員、同学生生徒を団員とする長崎医科大学報国団が結成され、薬学専門部の植田高三教授は副団長となった。十一月一日には勅令第九百二十四号で、大学学部等在学年限または終業年限臨時短縮の件が公布された。これにより、この年に卒業すべき者については三ヵ月間修業年限が短縮され、また、昭和十七年度に卒業の者は、六ヵ月間短縮されて卒業した。十二月、政府は医療関係者徴用令を公布するに至り、急速に学校教育の軍国主義化が推進されていった。

附属薬学専門部時代の歴史を語るには、原爆による被災を忘れることは出来ない。昭和二十年八月九日、午前十一時二分、長崎医科大学から至近距離にある長崎市松山上空に投下された原子爆弾によって、死者七万人余、重軽傷者七万人余、罹災者一二万人、罹災戸数一万八千戸余、消失面積六七〇万平方メートルという言語に絶する被害であった。無情にも、薬学専門部は医科大学とともに一瞬にして焦土と化し、校舎、図書、実験器材などすべてを失った。あろうことか、医科大学の殉難者は角尾学長以下教職員学生八五〇人余にもなった。薬学専門部では防空壕の補強作業中であった清木美徳教授が被爆負傷し、杉浦孝教授は薬草園で被爆即死、山下次郎教授は附属病院入院中に被爆死亡した。在籍の生徒数は二〇一人であったが、その内の一年生九二人は長崎市飽の浦の三菱電気製作所に、また、二年生六〇人は熊本県水俣の日本窒素水俣工場へ動員中で難を逃れることができた。不幸にも、在校中の三年生は防空壕作業中に二四人、残留していた二年生九人、図書整理中の一年生五人、事務関係者六人が被爆死亡し、教授二人と合わせ計四六人が尊い命をなくされた。

混乱を極めた原爆被爆直後の薬学専門部を復興させるには筆舌に尽くし難いものがあった。

江口虎三郎薬学専門部長は灰燼に帰した長崎校舎での専門部の生徒収容は困難であると判断し、昭和二十年、佐賀市多布施町の元日東航機工業青年学校校舎跡に疎開して辛うじて講義を再開した。しかし、この地も終戦直後の混乱期であり、実験、研究の資材施設は皆無であった。次いで長崎県の復帰運動に応じて、昭和二十二年には諫早市小野島村の元長崎地方航空機搭乗員養成所跡に移転した。しかしながら、ここでの二〇〇名に近い生徒の生活は食糧事情が悪い上に、校舎の設備や資材が極端に不足した状態であり、大変な苦労であった。文部省また、この頃新学制が発令され、専門学校が将来新制大学に昇格することになった。長崎医科大学による資格審査が始まり、軍医養成を目的とした医学専門学校が問題となり、長崎医科大学附属医学専門学校は廃校となった。原爆により丸裸となった薬学専門部では、医科大学附属という不利な立場や、長崎から離れた不便な場所であるなどを考慮して、小野島での復興をあきらめ、当時、九州大学医学部に薬学科創設の企画があったことをうけて、一番ヶ瀬尚部長代理を中心に専門部あげて九州大学との併合を目指した。一方、長崎医科大学は附属薬学専門部の引き留めを決議するとともに、県当局も動かし、長崎に存置するように運動を展開した。以後、文部省、九州大学、長崎医科大学、長崎県を巻き込んでの度重なる審議、薬学専門部への医科大学および県当局の対応の大幅な改善と備品・設備の急設援助、など幾多の紆余曲折を経て昭和二十三年四月、「長崎医科大学附属薬学専門部に関する緊急措置」が文部省より下された。それは、復興計画の履行を条件として薬学専門部を暫定的に現地に存置させるもので、履行されない場合は存続を認めないというものであった。長崎県や医科大学の積極的な対応が功を奏して、昭和二十三年八月十八日、文部省の第三回査察により、薬学専門部として存続することが決まった。これにより、廃校の悲運から逃れることができた。なお、九州大学は独自に薬学科を設置することになった。

同年十一月薬学専門部長に川上登喜二教授が静岡女子薬学専門学校校長から薬学専門部長として着任し、新制大学昇格に向けての努力の結果、昭和二十四年五月三十一日、国立学校設置法の施行によって新制長崎大学が発足し、薬学専門部は包括学校となった。昭和二十六年三月二日、薬学部校舎として補修改装中の長崎市昭和町校舎で薬学専門部最後の卒業式があり、五八名の卒業生が送り出され、三月三十一日をもって薬学専門部の歴史を終えた。

新制長崎大学薬学部の設置

昭和二十四年五月三十一日国立学校設置法が公布施行され、昭和二十五年、薬学部は長崎大学の一学部として新たに誕生した。大正十二年、長崎医学専門学校が長崎医科大学に昇格した時、薬学専門部はそのまま昇格しないで存続した。以来、大学に昇格することは永年の夢であった。したがって、新制大学の一学部として、しかも医学部附属ではなく、独立した

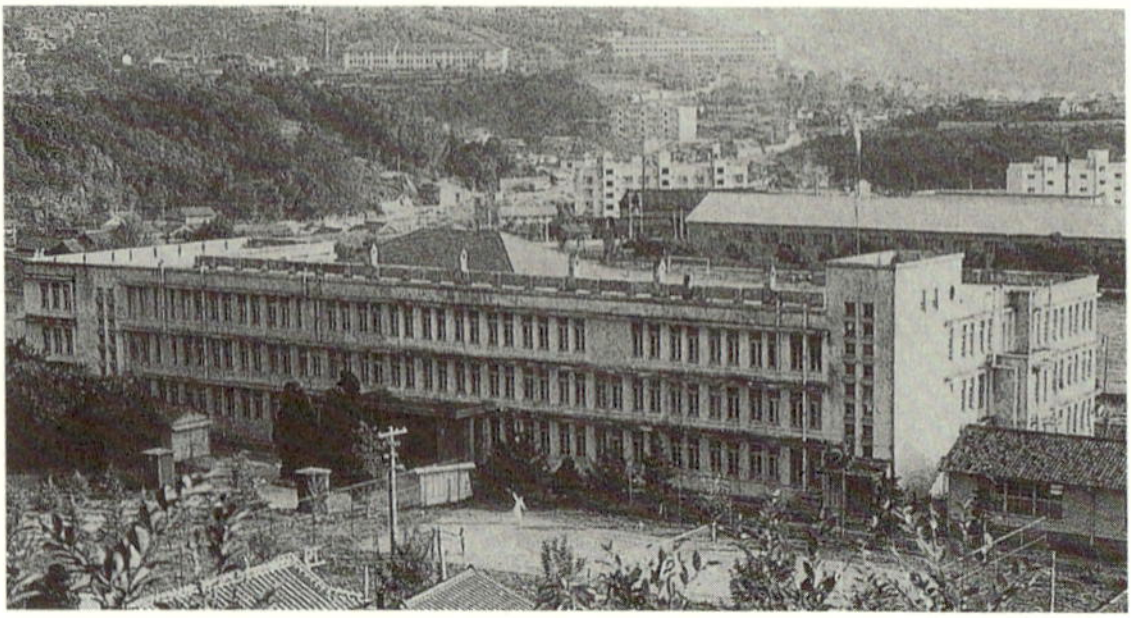

長崎大学薬学部昭和町校舎全景（昭和 35 年頃）

学部となったことは大きな喜びであった。この前後九州大学医学部に薬学科が設置され、昭和三十九年医学部より独立し薬学部となった。昭和二十九年には北海道大学医学部に薬学科が設置され、昭和四十年薬学部となっている。さらに、昭和四十四年、岡山大学と広島大学に医学部薬学科が新設され、岡山大学は昭和五十一年医学部から独立し薬学部を設置した。

新制長崎大学薬学部の第一回入学生は四五名で、昭和二十四年八月二十五日の入学となった。初代薬学部長は川上登喜二教授であった。教養課程は大村校舎（元長崎師範女子部）と長崎校舎（元長崎経済専門学校の一部）に分断されていたが、昭和二十五年五月専門課程に入るに際して、長崎市西山の経済学部の教室を一部貸与してもらい、ここに専門課程が発足した。その後、昭和町の旧師範学校男子部の校舎を修復し、二十六年四月完了とともに、西山から移転した。さらに、昭和四十四年五月に文教町にある現薬学部校舎が竣工し、この地に移転し現在に至っている。

　この間、昭和三十一年には専攻科が設置され、昭和四十年四月には大学院薬学研究科（修士課程）が設置された。さらに、昭和四十二年四月から従来の薬学科の他に製薬化学科が増設され二学科八〇名となり、昭和六十一年には博士課程の医療薬科学専攻が設置された。また、博士課程の設置により、二学科十三講座の薬学部を大講座制に改組し、薬科学一専攻、四大講座とした。

　平成二年（一九九〇年）六月十八日には、創立百周年を迎え、十一月十七日盛大な記念式典が挙行されたが、式典

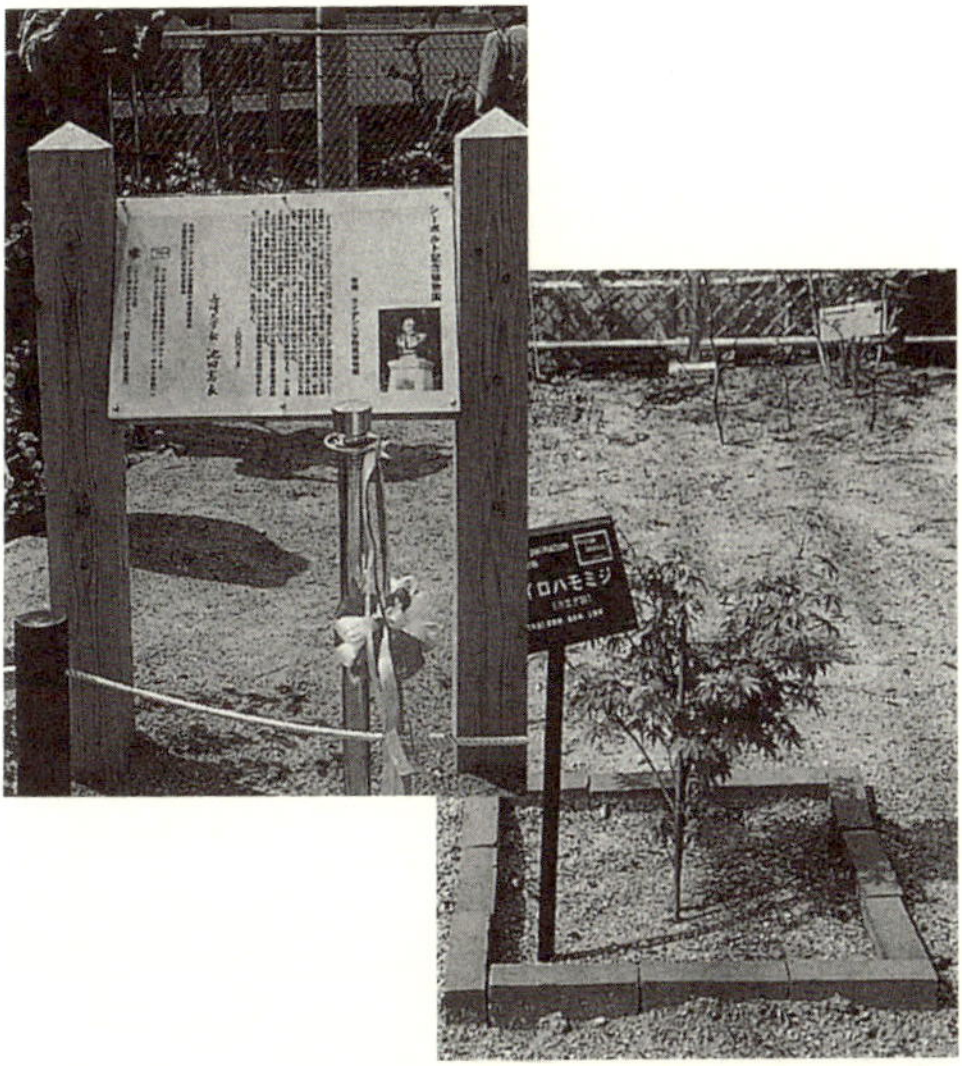

シーボルト記念植物園
シーボルトが持ち帰りライデン大学附属植物園に現存する五種類の植物が里帰りし，植えられている。

の最中、雲仙普賢岳が悠久の時を経て突然噴火した。また、これを記念して集められた寄附金により、『長崎大学薬学部百年史』が刊行されるとともに、百周年記念館が建設され、その名称を応募の結果、薬学部の校章に因んで「柏葉会館」と命名された。平成十一年四月には、大学院に二基幹講座と四協力講座からなる臨床薬学専攻が設置され、本格的な臨床薬剤師を養成するための研究・教育の第一歩が踏み出された。

平成十二年四月には、日蘭交流四百周年を記念して、シーボルトが約一七〇年前にオランダに持ち帰った日本の植物二六〇種のうち、オランダ・ライデン大学附属植物園に現存する一三種の中から五種類（アケビ、ツタ、フジ、イロハモミジ、ケヤキ）が長崎に里帰りした。長崎大学薬学部では同附属植物園内にシーボルト記念植物園を併設し、その五種類の植物を移植し、育てていくことになった。

日蘭交流が始まって以来四百年の歳月が過ぎようとしている。この間に多くの人々によって刻まれてきた医学・薬学の歴史には大変な重みが感じられる。これまで蓄えられた膨大な知識を活かして、薬学が新世紀における科学や医療に大いに貢献していくことを期待したい。

参考文献

中島憲一郎「長崎大学薬学部の歴史」薬史学雑誌、第三三巻、第二号（一九九八年）
『長崎大学薬学部百年史』平成二年十一月十七日

資料

1　シーボルトの処方箋

シーボルトが長崎の鳴滝塾や江戸参府の途中で行った医学教育やその実践の医療行為が、如何様なものだったか彼自身の記録や記述が少ないために詳細は分からない。シーボルトの診療行為を知る手掛かりとして、彼の門人達が記録したものが残されている。それらは以下の書物である。『斯伊勃児篤方函』『失伊勃児杜治験』『斯伊勃児篤経験方』『失伊勃児杜験方録』『支母篤察病法』。また『カロメル十二方』『医学必要事件集録方』『斯伊勃児篤口授』『客中証案』等にもシーボルトの処方がある。さらに高弟高良斎が著した『薬品応手録』にはオランダ舶来の医薬品が載せてある。大坂から数百部が出版されている。江戸参府日記の中に、オランダ関係の医薬品を日本に伝えればそれだけオランダの利益になると計画しこの本を出版させていると、述べている。他にもコーヒー等を流行《はや》らせたかったらしい。シーボルトにとっては医薬品はもちろん医療行為すらもオランダの国益に叶うということで積極的に日本の知識人に伝えた。

シーボルトが使用したであろうと思われる医薬品は、高良斎の『蘭方内用薬能識』（一八三六年）や日高涼台の『和蘭用薬便覧』（一八三七年）で知ることができる。

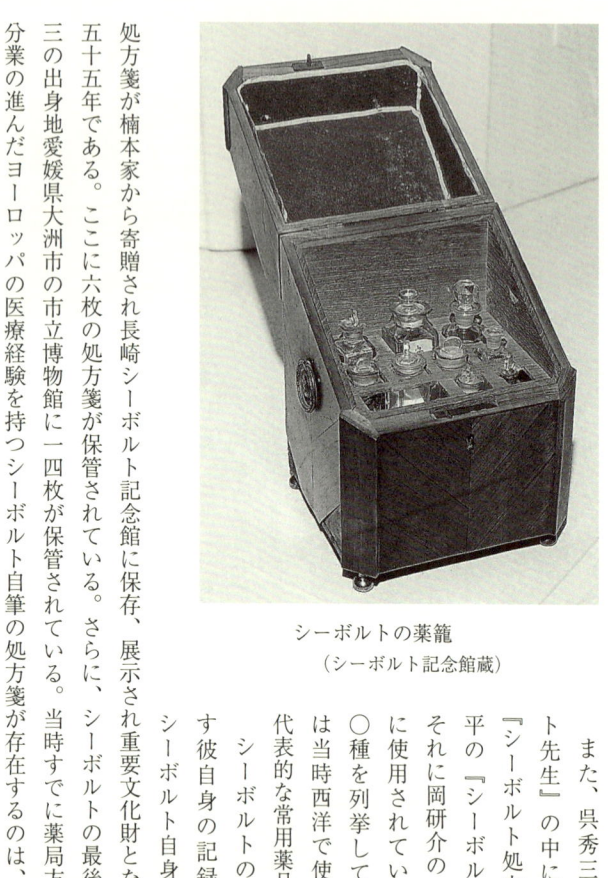

シーボルトの薬籠
（シーボルト記念館蔵）

　また、呉秀三は『シーボルト先生』の中に、戸塚静海の『シーボルト処方録』、入沢恭平の『シーボルト先生方籍』、それに岡研介の『所用薬剤記』に使用されている慣用薬二三〇種を列挙している。これらは当時西洋で使用されていた代表的な常用薬品であった。
　シーボルトの医療行為を示す彼自身の記録が少ない中、シーボルト自身の署名入りの処方箋が楠本家から寄贈され長崎シーボルト記念館に保存、展示され重要文化財となったのが昭和五十五年である。ここに六枚の処方箋が保管されている。さらに、シーボルトの最後の弟子三瀬周三の出身地愛媛県大洲市の市立博物館に一四枚が保管されている。当時すでに薬局方が確立、医薬分業の進んだヨーロッパの医療経験を持つシーボルト自筆の処方箋が存在するのは、歴史的資料の観点からも非常に貴重である。大洲市立博物館の処方箋も貴重資料として歴史専門家の鑑定を急ぐべきではなかろうか。シーボルト自身の処方かどうかは未だ疑問は残るが、筆跡はまちがいないだろう。これら処方の中にヨードやヨードカリが使用されているものがある。ヨードが発見されたのは一八一一年で、ヨードカリが医療に応用されたのが一八二一年である。シーボルトの最初の来日当時（一八二三年）にはまだ医療には一般的に使用されていないと思われる。このような事実から、これらの処方箋はシーボルトが再来日した一八五九年（安政六年）の頃書かれたものだろうと、処方箋を解読した宮崎正夫氏は見ている。ちなみにポンペの高弟司馬凌海は、一八六二年（文久二年）に刊行した日本人による最初の薬理書『七新薬』にヨードやヨードカリの用量・用法を詳しく記述している。この本によると使用されているヨードの量が多すぎ、中毒を起こしかねない。このように実用的でない処方箋もある。

二〇〇〇年、長崎市立博物館で日蘭交流四〇〇周年記念「出島の科学」が開催されたおり、その催しの一環としてシーボルト処方箋を再現してみた。

この当時ヨーロッパでは普通であったかもしれないが、医薬分業はおろか、未だ近代的な医療体制が整っていない江戸時代末期、現在の処方箋とそれほど違わない処方箋が書かれ、残されているのが不思議といえば不思議である。ただ違うのは現在の処方箋には一日の薬品量と用法、それに投与日数が記載されているのに対して、シーボルトの処方箋では全投薬量と用法および分割方法が記載されている。また、ある処方箋には病名が書いてある。適切な診断と適切な処方であったか検証できるため、処方箋にこの病名が書いてあることの意味は大きい。わが国の現在の処方箋には病名は書かれていないが、将来は処方箋に可能な限り病名が書かれていくだろう。さらに、ヨードやヨードカリのように化学名そのものが処方箋に書かれているのは特筆すべきことで、使用の目的や用法・用量がはっきり伝わる。現在の処方箋にはほとんど商品名で記され多くの問題を含んでおり今後改善されるべき点として残されている。シーボルトにこれらの考えがあったかは疑問ではあるが、現在の処方箋のあり方にも参考になると思われる。

いくつかの処方箋から類推して、シーボルトは、現在の処方箋と違い患者に直接渡すのでなく調剤する者、すなわち、弟子である医者達への教育的配慮から治療法、処方の見本を示したのかもしれない。この当時の日本で医者の処方で薬を服用できる人々は限られており、薬に馴れていない人が服用しやすいように処方されているのが印象的である。例えば、胃薬の処方にはハッカ油が使用され気分を爽快にするよう工夫されている。また下剤等では日本の食習慣である梅干入りのお茶を飲むような感覚になり薬を飲む感じはない。ヨードカリのように舌にピリピリくるものは制酸剤として酸化マグネシウムと砂糖を多めに使用している。タンポポや山帰来（さんきらい）それに忍冬（にんどう）を使用した煎剤も、加熱した最初は独特の芳香の匂いがしたが、実際飲んで見ると軽くウーロン茶を飲んでいるみたいだった。このように、シーボルトは患者の症状に応じて最良の薬物を使用し、最善の方法を適用し患者に服用しやすいようにと配慮している。

シーボルトは数多くの生薬、薬品を日本に持ち込むと同時に、日本独自の民間薬として使われていた三五種類の生薬類をヨーロッパに紹介している。彼はただ紹介するだけでなく、その効能を認め、処方箋の中で実際使用している。それは梅干し（ムメボシと記入）であり、忍冬である。このようにシーボルトの処方箋は和洋中の混合処方となっており、これらはあたかも長崎の名物料理のシッポク（卓袱）料理を思い起こさせる。

シーボルトの処方箋にいくつかの使用目的のわからない処方もあるが、全体的にみて驚くほど現在にも通用する適薬・適量になっている。これら処方箋には先に述べた高良斎の『薬品応手録』にあるオランダ船来の医薬品が少なくとも一品は使用されている。しかしながらヨード、ヨードカリ、それに塩酸重土（$BaCl_2$）はこの本の中には掲載されていない。

シーボルトの処方箋（1）　胃薬

この処方箋は当時の大村藩主夫人のかなり重い胃痛を伴う病気に処方されたものといわれている。ヒヨスの鎮痛・鎮痙薬を主作用とし、大黄の緩下・健胃作用、それに制酸剤としてマグネシア（酸化マグネシウム）を使用している。さらに、患者の気分を爽快にするため芳香健胃作用のあるハッカ油を使用している。ハッカ油の使用はほんのわずかであるが、この香気は強く、さわやかな気分

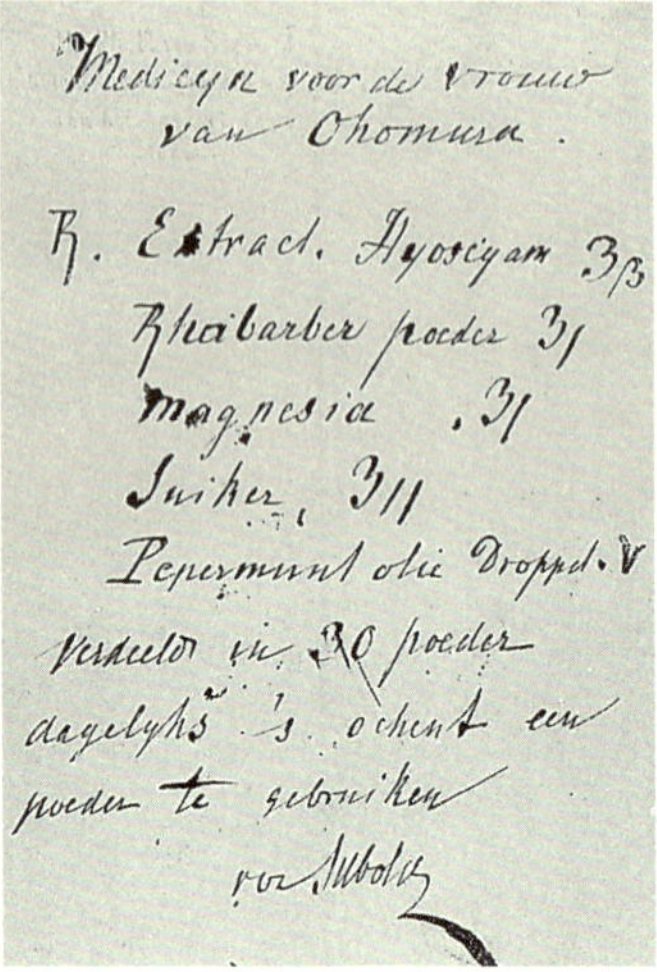
Medicyn voor de vrouw
van Ohomura.
R. Extract. Hyoscyam ʒß
Rhabarber poeder ʒ1
magnesia ʒ1
Suiker ʒ11
Pepermunt olie Droppel. V
verdeelen in 30 poeder
dagelyks 's ochtend een
poeder te gebruiken
von Siebold

シーボルト処方箋(1)とその翻訳解読
（シーボルト記念館蔵）
大村侯夫人のための薬
処方

ヒヨスエキス	半ドラム（1.94 g）
大黄末	1ドラム（3.89 g）
マグネシア	1ドラム（3.89 g）
砂糖	2ドラム（7.78 g）
ハッカ油	5滴

散薬30包にし，毎朝1包宛服用すること。
フォン・シーボルト（自署）

で薬が飲める工夫がされている。この処方箋は三〇日分の処方であるが、この香気は三〇日も薬包紙中では保たれない。かなりの砂糖を使用しその甘みで薬の苦味を感じさせない等、患者に対する心配りが感じられる。

興味あることに、現在の日本薬局方に記載の胃薬と組成が非常に似ている。

シーボルトの処方箋（2）　下剤

この処方箋はセンナおよび酒石クリーム（重酒石カリウム）を主に配合されていることから、センナの緩下作用を主作用として処方されている。この処方も蜂蜜で甘みを出し、それにかなり多量の梅干しを使用している。梅干しをお白湯やお茶に入れて飲む日本人の食習慣を巧みに利用し、ほとんど梅干しだけの感触で薬を意識しないで毎日飲めるように配慮されている。

シーボルト処方箋二〇枚に使用されている医薬品は次のとおりである。アセンヤク（阿仙薬）、アヘンチンキ、アラビアゴム、塩酸重土、塩油、芥子清、カミツレ、カミツレ水、カロメル（甘汞）、甘草、甘草膏（ドロップ）、甘草末、キナ皮、牛胆、砂糖、ジギタリス、酒石酸クリーム（酸性酒石クリーム、重酒石酸クリーム）、硝石、センナ葉、センナ葉末、大黄末、タンポポ、鹼砂、吐根、土茯苓（山帰来）、忍冬、蜂蜜、ハッカ油、バラ葉、ヒヨスエキス、ベラド

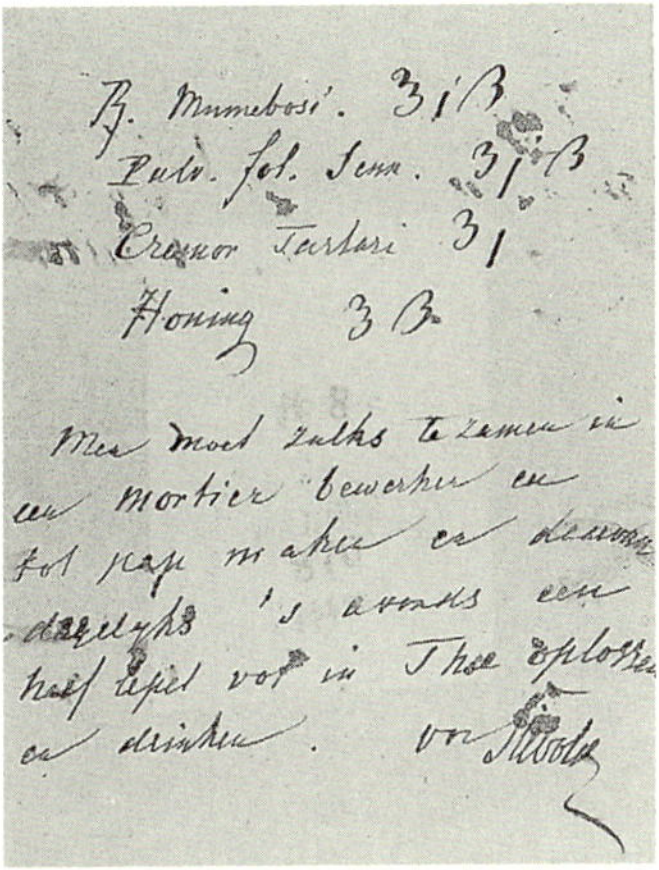
Mumebosi.
Pulv. fol. Senn.
Cremor Tartari
Honing
Men moet zulks te zamen in een mortier bewerken en tot pap maken en dagelijks 's avonds een half lepel vol in Thee oplossen en drinken.
von Siebold

シーボルト処方箋(2)とその翻訳解読
（シーボルト記念館蔵）

処方

梅干し（ムメボシ）	1オンス半	（48.7g）
センナ末	1ドラム半	（5.83g）
酒石クリーム	1ドラム	（3.89g）
蜂蜜	半オンス	（15.6g）

これらを一緒に一つの乳鉢の中に用意し，粥状に作り，そうして，その内から毎日夜，匙半分の量を茶に溶かして飲むこと。

フォン・シーボルト（自署）

ンナエキス、芒硝、マグネシア、梅干し、癒瘡木、ヨード、ヨードカリ、ローズ水の三九種である。

処方の剤形は、散剤六枚、丸剤三枚、煎剤二枚、舐剤二枚、点眼剤二枚、内用・外用剤二枚、塗布剤一枚、液剤一枚、不明一枚である。

薬効による分類は、胃腸薬四枚、梅毒・化膿症三枚、眼病三枚、下剤二枚、変質・解擬薬一枚、瘰癧一枚、疥癬一枚、鎮咳・去痘薬一枚、引赤薬一枚、利尿薬一枚、消炎薬一枚、緩下薬（硝石）一枚、不明一枚である。

シーボルト処方箋の薬品

ヒヨスエキスはヒヨス葉から得られるエキスである。ヨーロッパ、アジア、北アフリカに分布するナス科の越年草、種子を天仙子という。ヒヨスの学名をヒヨスチアムスといい、葉はヒヨス葉と呼ばれる。葉、種子、根にトロパンアルカロイドのヒヨスチアミンや少量のスコポラミン、アトロピンが含まれ、きわめて毒性が強い。これらは副交感神経遮断作用を有し、平滑筋の痙攣を緩和させ、瞳孔を散大させ、強い局所鎮痛作用がある。ヒヨス葉はエキスまたはチンキを鎮痛・鎮痙薬として用いる。現在ヒヨスエキスは入手困難となっており処方箋の再現にはロートエキスを代用した。

大黄は中国などに分布するタデ科の多年草で、日本でも盛んに栽培されている。和大黄、信州大黄として知られている。将軍の別名で呼ばれることもある。主成分はセンノシドで下剤作用があり、また抗菌、抗炎症作用もある。漢方では瀉下薬、健胃薬として用いられる。正倉院薬物の中にも含まれ古来より広く使用されていた。

マグネシアは酸化マグネシウム（MgO）で制酸、瀉下薬で胃十二指腸潰瘍、胃炎（急・慢性胃炎、薬剤性胃炎）、上部消化管機能異常（胃下垂症、胃酸過多症）、使用する量によって制酸薬（一日〇・五～一・〇グラム）、緩下剤（一日二グラム）になる。シーボルトの量は一日量が〇・一三グラムのため制酸剤として使用されている。このシーボルトの処方箋は胃の鎮痛・鎮痙薬としての日本薬局方（第十三改正）のロートエキス・アネスタミン散とよく似ており現代にも通用する処方である。

梅干しはシーボルトの日本の民間薬の情報収集のリストの中の一つで頭痛に効があるとされている。梅の学名はシーボルトとツッカリーニによって命名されている。

センナはアフリカを原産とする常緑低木、マメ科のセンナの小葉を用いる。アレキサンドリアセンナとも呼ばれ、ナイル川流域で栽培されている。日本に輸入されているものは主にインドで栽培されているチンネベリセンナである。センナは最古の医学書『エーベルス・パピルス』にアロエなどとともに収載されている。古くからアラビアの医師によって使用され、欧米諸国でも緩下剤として繁用されている。成分はセンノサイドA-Dが含まれる。少量で苦味健胃薬となり消化を促進する。適量（一日に一～六グラム）を用いれば緩下作用を示す。

酒石クリームは宇田川榕庵の『舎密開宗』にも収載され、ブドウ酒の醸造桶の中に自然に結晶として生ずる物質である。酒石クリーム（重酒石酸カリ）は当時のオランダでは家庭の常備薬であった。緩和な瀉下作用がある。副作用に腎臓障害を起こす。

タンポポは漢方で蒲公英（ほこうえい）といい、北半球の温帯から寒帯に広く分布するキク科の多年草で、その全草を用いる。薬理的には抗菌・抗真菌作用、臨床的には健胃、利胆、利尿作用が知られている。漢方では清熱・解毒の効能高く、乳腺炎の要薬あるいは通淋の妙薬といわれている。ヨーロッパでは健胃薬として知られていた。シーボルトの処方箋では生のタンポポから搾り液を取るようになっているが、調剤出来るほどの量を集めることは不可能であった。そこで実際はその乾燥量で調剤した。

忍冬（にんどう）は日本、朝鮮半島、中国に分布するスイカズラ科のつる性常緑低木で、スイカズラの茎および葉を用いる。葉にはタンニンやフラボノイドのロニセリンが含まれている。漢方では清熱解毒・止痛の効能があり、咽喉痛、下痢、腫れ物、筋肉や関節の痛みに用いる。外用薬としても皮膚の湿疹や化膿症、痔、関節炎等に用いる。日本の民間薬として、忍冬茶は毒消しの妙薬として知られ、腫れ物や痔、淋疾等に用いられる。シーボルトがヨーロッパに紹介した民間薬の一つでもある。江戸時代には次の山帰来とともに梅毒などの解毒剤として配合されていた。

山帰来（さんきらい）は中国からインドにかけて分布するユリ科のつる性落葉低木で、ケナシサルトリバラの根茎を用いる。生薬名を中国では土茯苓（どぶくりょう）という。根茎にはサポニンや樹脂が含まれている。漢方では清熱・解熱に効能があり、梅毒や慢性の皮膚疾患、化膿性疾患、頸部結核に用いる。古くから梅毒の治療薬および水銀の解毒薬として知られている。

キナはアカネ科の常緑高木で、アカキナノキ等の枝や幹、根等の樹皮を用いる。抗不整脈薬としても開発された。マラリアの治療薬として知られ、解熱のほか苦味健胃薬としても用いられる。民間では創傷や皮膚の潰瘍にも用いられた。

ヨードは I_2 の化学式で表される元素で、その蒸気がスミレ色をしていることからヨード（イオジウム）と名付けられた。宇田川榕庵の『舎密開宗』によれば一八一一年に発見されたとある。またこの本にはヨード・チンキの製法とその用法が記されている。それには、ヨード四八グレン（0.065g × 48 = 3.12g）を三五度の焼酎一オンス（31.1 × 1g）に溶かして製し、大人はこの一〇滴を砂糖水一カップに混ぜて二、三回服用する、とある。

ヨードカリは KI の化学式で表せる白色結晶である。この化合物が医薬として利用されたのは一八二一年 de Coindet によってである。その後駆梅薬として広く利用された。最近でも、ヨウ素欠乏症や甲状腺機能亢進症による甲状腺腫や慢性気管支炎に、またスポロトリコーシス（真菌症）の治療に使用されている。ヨードカリの処方でマグネシア（酸化マグネシウム）が制酸剤として使用されている。ヨードカリを用いる場合は制酸剤を配合するのがよいと現在の日本薬局方にも書いてある。

ジギタ-リス（疾吉答力斯）はジギタリス（ゴマイハグサ科）の葉を使用する。シーボルトによって初めて日本に紹介された薬物の一つである。本来は強心利尿薬であるが、シーボルトは点眼薬や気を静める薬として使用している。処方箋の処方はヨードと共に用いていることから性病性眼病に用いられたと思われる。

甘草（かんぞう）はウラル地方、シベリア、モンゴル、中国北部に分布するマメ科の多年草で、ウラルカンゾウ、その他同属植物の根およびストロン（ほふく茎）を用いる。日本には自生していない。成分はグリチルリチンやフラボノイドのリクイリチンが知られている。グリチルリチンにはステロイド様作用、抗炎症作用、抗潰瘍作用、鎮咳作用が知られている。特に肝臓機能改善薬として広く用いられている。また、「百薬の毒を消す」といわれ、他の生薬の刺激性や毒性を緩和する目的で配合される。

ベラドンナエキスはベラドンナから得られるエキスである。ベラドンナは西アジアを原産とし、ヒマラヤ山岳からイラン、ヨーロッパ中南部に分布する。ベラドンナとは「美しき貴婦人」という意味で、中世ヨーロッパの婦人達に瞳を大きくみせるための点眼薬として用いられた。猛毒の植物で毒薬として使用された歴史を持つ。成分にはトロパンアルカロイドのヒヨスチアミン、アトロピン、スコポラミンなどが含まれる。ベラドンナエキスはアトロピンの製造原料で、鎮痛、鎮痙、止汗、散瞳、催眠薬として用いられる。シーボルトが将軍家侍医諸氏に瞳孔を散大する実験に使用したのがこのベラドンナエキスである。シーボルトは日本のハシリドコロ（生薬名：ロート根）をベラドンナとして鑑定している。だから、もしシーボルトが日本の生薬を使用しているなら、処方箋にあるヒヨスエキスはロート根（ハシリドコロ）からのヒヨスエキスかもしれない。現在、ベラドンナエキス、アヘンチンキ等が入手困難で処方の再現は出来ない。

ロート根は日本の四国、九州、本州に分布するナス科の多年草ハシリドコロの根茎および根をいう。ロートエキスは消化分泌抑制、鎮痙作用があり、胃痛、胃酸過多、消化性潰瘍の治療に用いられる。漢方では毒性が強いためロート根は用いられない。

アヘンチンキはアヘンから得られ、モルヒネ〇・九三〜一・〇七パーセント含む。アヘンは西アジア原産のケシ科の越年草、ケシの未熟果の乳液を凝固したものを用いる。成分はモルヒネ、コデイン、パパベリン、ノスカピンなど二〇種以上のアルカロイドからなる。モルヒネやコデインは鎮痛、催眠、鎮咳などの効果がある。麻薬のヘロインはアセチル化したジアセチルモルヒネのことである。

塩酸重度は塩化バリュウム（$BaCl_2$）で猛毒であるが外用剤として熱を持ち腫れているのに効用がある。

ローズ水は薔薇水ともよばれ直接バラの花を蒸留して得られ、点眼水に配合される。

カミツレの浸剤は、当時のヨーロッパの家庭で洗眼料などに賞用された。

参考文献

呉　秀三『シーボルト先生其生涯及び功業』名著刊行会、復刻（一九七九年）
斎藤　信訳『シーボルト江戸参府紀行』東洋文庫八七、平凡社（一九六七年）
中西　啓『長崎のオランダ医たち』岩波書店、特装版（一九九三年）
大森　實『知られざるシーボルト』光風社（一九九七年）
西村三郎『リンネとその使徒たち』朝日選書、朝日新聞（一九九七年）
石坂哲夫『くすりの歴史』日評選書、日本評論社（一九七八年）
長崎大学薬学部『長崎薬学史』（一九九九年）
シーボルト記念館『オランダ渡りのお薬展』（一九九八年）
宮崎正夫「シーボルトの処方箋」薬史学雑誌、第二六巻一号（一九九一年）
宮崎正夫「シーボルトの散瞳点眼薬」薬史学雑誌、第二九巻三号（一九九四年）
宮崎正夫「シーボルトの処方集（一）」薬史学雑誌、第三〇巻二号（一九九五年）
宮崎正夫「シーボルトの処方集（二）」薬史学雑誌、第三一巻一号（一九九六年）
馬場　誠「シーボルトの輸入品に関する資料等に就いて」社会経済史学、第四巻八号（一九三四年）
大鳥蘭三郎『シーボルトと日本に於ける西洋医学』シーボルト研究名著刊行会（一九七九年）
戸塚武比古「失勃児督処方録」日本医史学雑誌、第二〇巻四号（一九八三年）
中村　昭「蘭方口伝（シーボルト験方録）」日本医史学雑誌、第三六巻三号（一九九〇年）
中村　昭「シーボルトの臨床医学『蘭方口伝（シーボルト験方録）』の検討」日本医史学雑誌、第四一巻一号（一九九五年）
小川鼎三『医学の歴史』中公新書、中央公論社（一九六四年）

日本学士院編『明治前日本薬物学史』第一、二巻、増訂復刻版、日本古医学資料センター（一九七八年）
宮内庁正倉院事務所編、柴田承二監修『図説正倉院薬物』中央公論社（二〇〇〇年）

2 『薬品応手録』に収載された薬品

『薬品応手録』はシーボルトが門人の高良斎に和訳させ、大坂で数百部印刷して、各地の医師へのみやげとして配布したものとされている。内容はヨーロッパで常用されている薬草とその代用品に加え、二、三の新薬を収載したもので、西洋薬の宣伝普及が一つの目的であるが、これにより西洋薬の使用法がはじめて公にされた意義は大きい。以下に収載薬品についての簡略な解説を記す。当時シーボルトらがどのような薬品を使用していたのかがわかる。中には、現在でも通用するものも多い。

アウランチュム（柑皮） ダイダイ（ミカン科）の皮。リモネン等モノテルペン系精油を含む健胃薬。

アクワチナーモミ（桂皮水） 桂皮（シナモン）（クスノキ科）の精油を含む香水。香りの主成分はシンナムアルデヒドで芳香性健胃薬。

アクワフェニキユリ（茴香水） ウイキョウ（セリ科）の精油を含む香水。香りの主成分はアネトールで芳香性健胃薬。
アクワメンタ（薄荷水）　ハッカ（シソ科）の精油を含む香水。主成分はメントール。
アサヘチダ（阿魏）　イラン、アフガニスタンのセリ科多年草アギの根汁から得られる樹脂。健胃・消化・駆虫、去痰薬。偽物が多かったという。
アマンデルオリー（巴旦杏油）　甘扁桃（アーモンド）（バラ科）から取れる油。鎮痛・鎮痙。アーモンドは一七八四年から将軍家に献上され、江戸城中に勤める女性たちのための常備薬だったとされる。
アラク（亜拉吉酒）　ヤシから作るインド産の酒。シーボルトは動物標本などを持ち帰る際、これに浸けて船積みしたと言われる。
アラビセゴム（亜刺弼泄牛謨）　西アフリカ原産のマメ科植物の多糖類を成分とする樹脂。乳化剤、結合剤。
アリキシヤ（肉桂状の吉那）　キーナ（後述）。
アルメン（礬石）　天然硫酸塩。鉱物起源の薬品。
アロエ（蘆薈）　アロエ（ユリ科）の葉の液汁を乾燥固化したもの。下剤、健胃薬。
イスランスモス（亦私蘭修謨斯）　アイスランドのコケ（地衣類）。リケナン（βグルカンの一種）を含む。肺結核などに用いられた。

イヘカクアンナ（吐根）　ブラジル原産の多年草（アカネ科）の根。催吐薬、去痰薬、エメチン（抗アメーバ赤痢）製造原料。キナと共に南米からヨーロッパに伝わった。

ウエインステーン（酒石）　ぶどう酒発酵中に生じる酒石酸塩の結晶。制酸剤、健胃・緩下薬として用いられた。オランダでは家庭常備薬であった。

ウエインステーンシュール（酒石酸）　酒石酸。現在では製剤原料として使用される。

エキスタラクトサリクシ（水楊膏）　ヤナギ樹皮のエキス。配糖体サリシンを含み解熱作用がある。サリシンは現在の解熱鎮痛薬アスピリン開発のもととなった化合物。

エキスタラクトタラクサクム（蒲公英膏）　タンポポ（キク科）根のエキス。西洋では薬局方にも収載されていたことのある薬で、腹痛等に用いた。トリテルペン類を含む。

エキスタラクトゲンチヤナ（竜胆膏）　ゲンチアナ根のエキス。後述ゲンチアナ参照。

オクリカンクリ（刺蛄石）　ザリガニの胃に生じた結石。炭酸カルシウム、リン酸カルシウム、キチン質からなる。胃酸中和剤。シーボルトがよく用いた薬とされている。

オピユム（阿片）　ケシ（ケシ科）の未熟果実から得られる乳液を固めたもの。モルヒネ（鎮痛薬）、コデイン（鎮咳薬）など、現代医療に欠かせない医薬品の製造原料。麻薬である。シーボルトはアヘンを主として鎮痛・鎮痙の目的で使用しており、癌摘出手術の術後治療及び点眼薬に配合している。

オリユムシュクシニー（琥珀油） 化石樹脂を蒸留して得られる油。利尿・止血薬。琥珀自体は宝石とみなされ、一六六八年に一度輸入禁止された。

オレウムフェニキユリ（茴香油） ウイキョウ（前述）の精油。主成分アネトール。

オレウムリニー（百合油） ユリ花の精油。

オレムメンタ（薄荷油） ハッカ（シソ科）の精油。主成分メントール。清涼剤。

カチュ（阿仙薬） ペグアセンヤク。マメ科アカシア属植物の材のエキスを固めたもの。また、アカネ科植物ガンビールのエキスを固めたものをアセンヤクと言う。ミャンマー、インド産。収斂薬で止血、下痢止め。売薬の原料として比較的多く輸入された。

カネール（桂枝） ケイヒ（クスノキ科）の枝。シンナムアルデヒドを含み、漢方でも多用された。

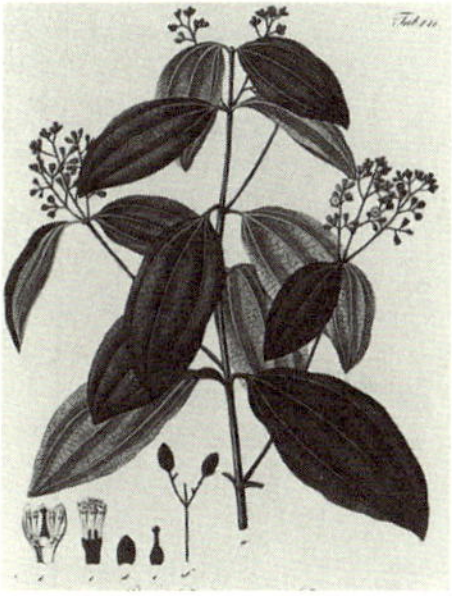

カネール（桂枝）

カムホラ（樟脳） クスノキの材を水蒸気蒸留して得られる油分から析出する結晶。局所刺激薬カンフルの原料。防虫剤。薩摩で多く製造され、日本の主要輸出品の一つ。

カモミラ（野菊花の属） カミツレ（キク科）の花。ヨーロッパの代表的ハーブの一つ。発汗、駆風、消炎薬。

カヤプーテイオリー（蛤雅柿的油） カユプテ油。フトモモ科植物を蒸留して得られる精油。鎮痛薬として用いられた。
カラッフルオリー（椰子油） ヤシ油。
カリヨヒラタ（水楊梅） ダイコンソウ（バラ科）の根。発汗、利尿、鎮痙、健胃。
カルク（石灰） 石灰。
カルムス（泥菖根） 菖蒲（サトイモ科）の根。精油を含み芳香性健胃、鎮痛、鎮静、駆虫薬。
カロメル（蛤落滅児） 水銀製剤。当時、梅毒の薬としてヨーロッパ、中国、そして日本でも使用されていた。しかし、水銀剤は水銀の体内蓄積による副作用が深刻であった。
カンフルバロシ（竜脳） リュウノウジュ（フタバガキ科）の心材の蒸留油に析出する固形分。オランダ人はボルネオ島で入手していた。揮発衝動薬。高価な薬物であったようである。成分としてボルネオールを含む。
キーナ（吉那） キナは南アメリカ原産アカネ科のアカキナノキの樹皮。キニーネを含みマラリアの薬、解熱薬。日本では一七九四年にキナ皮の臨床実験がされている。
クエルクス（大葉櫟） ヨーロッパ産カシ（ブナ科）の葉。タンニンを含む収斂薬。
クワイヤク（愈瘡木） 南アメリカ産ハマビシ科の低木。ヨーロッパで梅毒・痛風の薬として用いられた。樹脂はグアヤクム樹脂と呼ばれ、薬用の他、脂肪の酸化防止剤。
ゲンチヤナ（竜胆） ヨーロッパ産ゲンチアナ（リンドウ科）の根。モノテルペン配糖体を含む苦味健胃薬。日本のセンブリや竜胆（リンドウの根）に相当。

ゴウドズワーフル（金硫黄）　硫黄の製剤。

コッヒー（骨喜）　コーヒー（アカネ科）。イスラム世界で飲み始められ、十七世紀にヨーロッパに広まった。成分カフェインは中枢興奮、利尿。

コロイトナーゲル（丁子）　フトモモ科チョウジのつぼみ。クローブ。オイゲノールを主とする精油を含み、芳香性健胃薬。

サッサバリルラ（察撒八力拉）　サルサ根。ヨーロッパ産シオデ属植物（ユリ科）の根。サンキライ（山帰来・土茯苓）と共に、長期使用により水銀剤が用いられない梅毒患者に処方された。

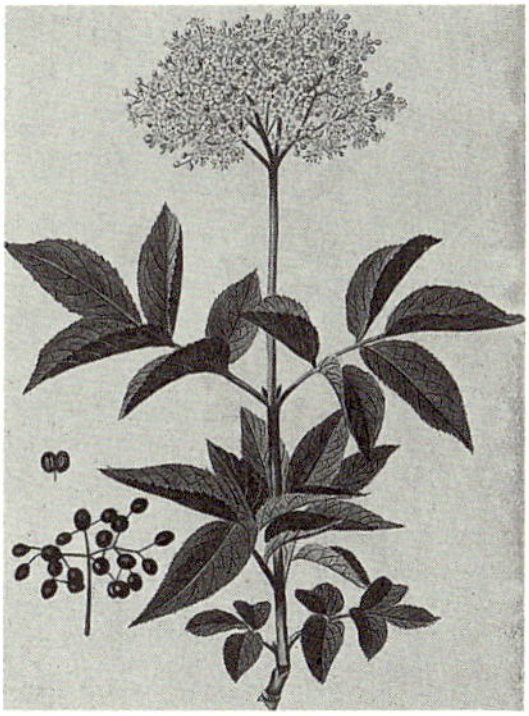

サムブクス（接骨木）

サフラン（泊夫藍）　サフラン（アヤメ科）のめしべ。ヨーロッパで使用され、緩和な発汗、解熱作用を持つ。一八〇〇年に初めて輸入されている。

サボン（石鹼）　石鹼。

サムブクス（接骨木）　西洋ニワトコ（スイカズラ科）。ヨーロッパに分布する低木で、広く栽培される。ローマ時代は万病の薬とされ、十八世紀イギリスでは果実が風邪薬とされた。花は発汗、興奮剤とされる。

日本のニワトコと近縁。北ヨーロッパで「不死」の象徴であるが、キリストの十字架はこの木であったとされ、キリスト教では不吉なものとされる。

サリクシ（水楊）　ヤナギの樹皮は収斂苦味薬。また、配糖体サリシンを含み解熱作用がある。サリシンは現在の解熱鎮痛薬アスピリン開発のもととなった化合物。

サルアムモニヤク（硇砂）　塩化アンモニウム。頭痛・貧血などに嗅ぎ薬とされた。

サルヒヤ（撒児非亜）　サルビア（シソ科）。おそらくセージ。ヨーロッパで古くから家庭の保健薬として、うがい薬や胃薬として使用された。

ジュム（人参）　薬用人参。中国産のものが重用されたが、一七五四年カナダ人参が初めて中国広東経由で長崎に輸入された。しかし、幕府はお種人参（将軍吉宗の命で朝鮮人参を幕府薬園で栽培し、その種を諸国に下賜し栽培させたもの）よりも安い広東人参が出回るのを恐れ、一七五七年に輸入禁止にした。その後お種人参の価格も急落し、一七八七年に広東人参の輸入は解禁されている。その後再び価格暴落により、せっかく成功した人参産業保護のため輸入禁止されるが（一七九五年）、輸入量が減少したため一八〇五年に輸入禁止は解除される。

シルプスアウランチュム（柑舎利別）　ダイダイ果実のシロップ。

ジンギベル（生姜）　ショウガ（ショウガ科）。インド原産とされる。ヨーロッパでも一世紀頃から薬用とされ、十三世紀頃香辛料としての利用が広まった。日本でも平安時代には栽培されている。漢方でも重要な生薬の一つで、精油と辛味成分を含む。
スードオリー（胆八油） オリーブ油。
スピリチュスニットリドリシス（緩硝石精） 硝酸。
スプリマート（猛汞） 水銀剤。
スルハスクプリ（硫黄胆礬合剤） イオウと硫酸銅の合剤。
スルハスソーデ（奇効塩） 芒硝（硫酸ナトリウム）。下剤。
スルハスフエリ（鉄硫黄合剤） 鉄と硫黄の合剤。
スルフル（硫黄） イオウ。
センナ（旃那） アフリカおよびインドに産するマメ科植物センナの葉を粉末にしたもの。有効成分としてセンノシドを含み、現在も便秘薬として重要。
ダフネ（芫花） フジモドキ（ジンチョウゲ科）のつぼみ。下剤、去痰薬。
タマリンデュス（荅麻林度） マメ科タマリンドの果実。酸味と甘味があり食用にされる。暑気払い、下剤。
タラグサクム（蒲公英） タンポポ（キク科）根のエキス。西洋では薬局方にも収載されていたことのある薬で、腹痛等に用いた。トリテルペンを含む。日本では催乳、解熱、消炎、健胃、利尿の作用があるとされる。

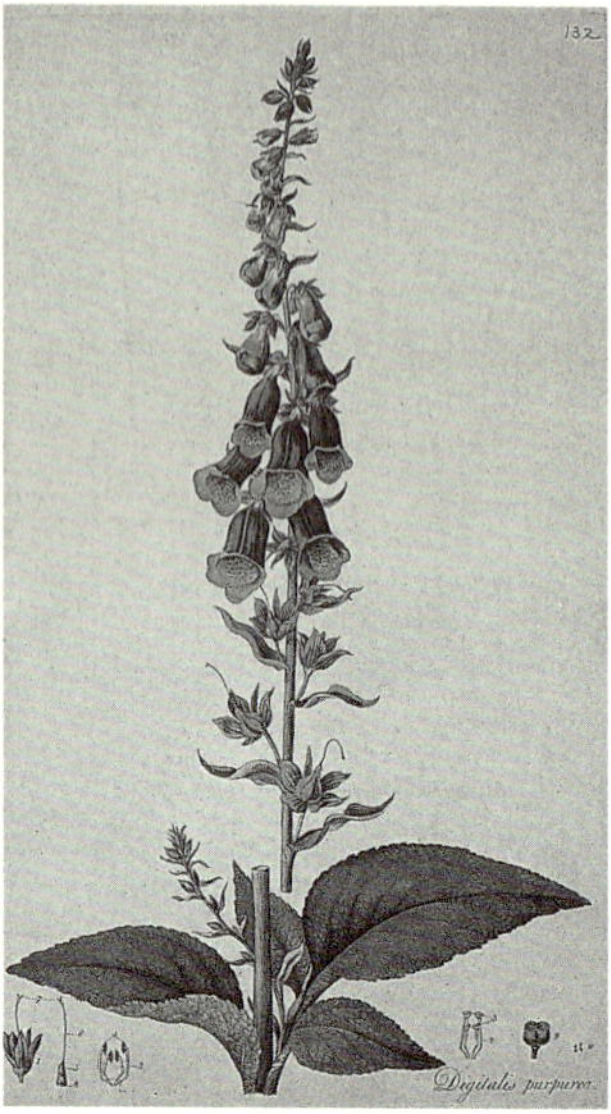

ヂギターリス（疾吉答力斯）

ヂギターリス（疾吉答力斯） ジギタリス（ゴマノハグサ科）の葉。シーボルトによって初めて日本に紹介された薬物の一つ。彼の来日時、ジギタリスの薬としての利用はヨーロッパでも新しいものであった。強心利尿薬であるが、シーボルトは点眼薬や気持ちを静める薬としても使ったと記録されている。現在でもこの葉から抽出される成分はジギタリス製剤として重要なものが多い。

チラ（疾刺） 海葱（ユリ科）の鱗茎（schilla または cilla）か。これはシーボルトによって初めて日本に紹介された薬物とされる強心利尿薬。

テリアカ（底里亜迦） テリアカはさまざまな薬物を練り合わせた内服薬。ローマ時代以降さまざまなものがあった。

テンキテルハレリヤナ（纈草淪） ハレリヤナ（カノコソウ）（後述）。

ドロップ（甘草膏） リクイリチヤ（甘草）（後述）。

ニタラスポータセ（硝石）　硝酸カリウム。
バルサムコツパイハ（抜児設謨骨拜博）　南米産マメ科コパイパの樹脂。去痰薬。
バルサムペルヒアヌム（抜児設謨李露非亜内木）　キナ（前述）の樹脂。
バルタナ（牛蒡根）　ゴボウは日本では食用であるが、ヨーロッパでは薬草。利尿・痛風・皮膚病に用いられる。果実は疥癬の治療薬にされた。
ハレリヤナ（纈草）　オミナエシ科のカノコソウ。ヨーロッパでヒステリーの薬。江戸時代には日本にも多く自生していて、日本産の方が良質とされていた。
ヒットリヨールオーリー（緑礬油）　硫酸第一鉄を含む油。
ヒヨスチヤームス（必欲雌悉雅木速）　ここに記載のないベラドンナとともにヨーロッパ産のナス科植物で、いずれも有効成分としてアトロピンを含む。アトロピンは現在も重要な医薬品。ベラドンナには瞳を広げる作用があることから、ヨーロッパでは貴婦人の間で、目を美しく見せるための目薬として使用された。シーボルトは眼科手術にベラドンナを応用している。鎮静、催睡、アヘン常用の副作用を防ぐのにも使われた。
プーチョク（木香）　インドカシミール地方産キク科

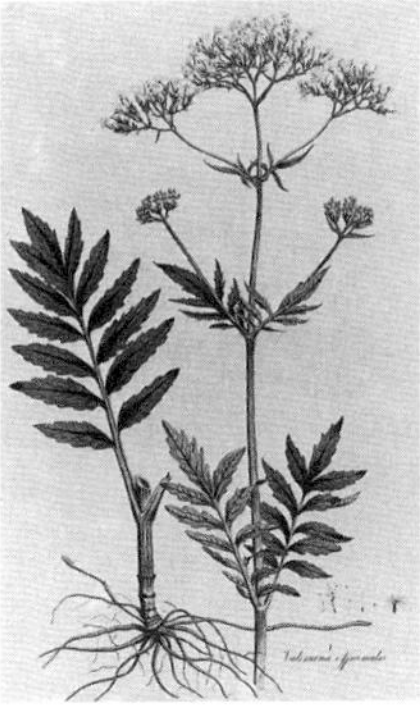

ハレリヤナ（纈草）

植物の根。精油を含み健胃利尿薬。

フエルム（鉄）　鉄。

ブラークウエインステーン（吐酒石）　鉱物。酒石酸カリウムアンチモン。酒石酸水素カリウムと酸化アンチモンからなる。催吐剤。

ペーペル（胡椒）　インド原産のコショウ科コショウの果実。

ヘルボヒヌム（牛胆）　ウシ胆汁の乾燥品。胆汁酸を含む。利胆、消炎、解毒。

ペレチビタート（赤白両汞）　鉱物。水銀製剤。

ヘレニユム（木香の類）　インド、カシミール地方産キク科植物の根。精油を含み健胃整腸利尿薬。

ホフマン（法弗忙）　ホフマン鎮痛液。F. Hoffmann 創製のエチルエーテルを含む鎮痛薬。

マグネシヤ（麻杌涅悉亜）　酸化マグネシウム。胃酸を中和する。

マンナ（満那）　南ヨーロッパ、小アジアに産するモクセイ科マンナの樹脂。下剤。

ミラ（没薬）　アフリカやアラビアに産するカンラン科植物の樹脂。産地により各種あるが健胃、通経、強壮、収斂、防腐薬とされる。

ミレホリユム（蓍根）　セイヨウノコギリソウ。食欲不振、滋養強壮。

ムシクス（麝香）　ジャコウ。ジャコウジカ雄の分泌物。成分ムスコン。興奮、強心、鎮痙、鎮静作用。オランダ船での輸入は一六七三年に初めて記録に残っている。

ムスカートノート（肉豆蔻）　ニクズク科ニクズクの種子。ナツメグ。精油を含み芳香性健胃。当時は搾油に止痛、鎮痙作用があるとされた。

メル（蜂蜜）　ハチミツ。滋養強壮薬としての作用をもつ他、薬に甘みをつけたり、丸薬にするためにも使用。

メルロザロム（マイカイ蜜）　バラの花の蜜。

メンタ（薄荷）　ハッカ（シソ科）。

ヤラッパ（鬼茉莉）　南アメリカ原産のヒルガオ科植物ヤラッパの根。樹脂配糖体を含み強い下剤。

ラウダヌム（牢達奴謨）　アヘン（前述）とサフランをブドウ酒で浸出したチンキ剤。鎮痛薬。

ラバルバルム（大黄）　タデ科植物ダイオウの根茎を粉末にしたもの。有効成分としてセンノシドを含み、現在でも重要な下剤。便秘薬を始め、漢方処方でも多く使用される。

リクイリチヤ（甘草）　中国北部、ロシアに産するマメ科植物の根。鎮痛、解毒など様々な目的で漢方薬で多用される他、醤油などの甘味料としても重要。砂糖の五〇倍の甘さをもつ有効成分のグリチルリチンは、肝疾患の治療薬として使用される。

ローウエン（赤葡萄酒）　ブドウ酒。

（日本学士院編『明治前日本薬物学史』第一巻（一九七八年）に記載のものを五十音順に並べ、解説を加えた）

3　薬学年表

西洋暦	日本暦	事項
一五五二	天文二十一	ポルトガル人外科医ルイス・デ・アルメイダ、来日。
一五五五	弘治一	アルメイダ再渡来、豊後府内（大分市）に育児院、慈恵病院を建てる。
一五五八	永禄一	アルメイダ、豊後府内にわが国最初の洋式医学校を創立。 南蛮流医術興る。南蛮流外科で知られているのは、ポルトガル人慶友（本名ハッテー、肥前高木に居た）、沢野忠庵（本命クリストファン・フェレーラ、『南蛮外科秘伝書』三巻を著す）、半田順庵（長崎の人）、西吉兵衛（元和二年南蛮大通詞になり、西流外科の一派をなす）、杉本忠恵（長崎の人）、栗崎道喜（長崎で栗崎流外科を興す）らである。
一五六二	永禄五	アルメイダ、大村純忠と横瀬浦開港の交渉。七月ポルトガル船、横瀬浦に入港。
一五七四	天正二	曲直瀬《まなせ》道三《どうさん》、『啓廸集』を著す。医学の独立、仏教との分離。
一六〇〇	慶長五	オランダ船「リーフデ号」豊後に漂着（英国人ウィリアム・アダムス、家康に召され対西洋関係の顧問となる。三浦按針と名乗り日本に永住する）。

一六四九	慶安二	オランダ商館医としてカスパル・スハンベルヘン渡来。日本人青年四人、官許を得て彼に紅毛医術の教授を受ける（この紅毛医師の医術がカスパル流）。カスパル流外科は、猪股伝兵衛、河口良庵らによって伝えられた。
一六五四	承応三	向井元升、蘭通詞西玄甫を介し、紅毛医師アンス・ヨハン・ステイペルらの教示で『紅毛流外科秘要』（七巻）を著す。
一六六〇	万治三	ボイルの法則（ボイル）。
一六六二	寛文二	オランダ商館医カッツ来朝、翌年にはダニエル・プリシュ渡来。平戸藩医嵐山甫安、この二人に学び、ヨーロッパ医学興隆の兆しを作る。甫安の子孫は桂川と改姓。その子孫は江戸医学の発達に貢献した。桂川甫筑（邦教）—国華—国訓—桂川甫周（『解体新書』の訳に携わる）。
一六七四	延宝二	オランダ人ウイレム・テン・ライネ、出島商館医として来日（翌年、甲比丹とともに江戸参府、一六七六年（延宝四年）帰国時樟脳、茶を欧州に紹介する）。
一六八〇	延宝八	このころ本木良意、レムメリンの解剖書を訳す。 末次平蔵が開拓した長崎村十善寺郷の薬園跡と付近を、唐船舶載の薬草を栽培（長崎薬園の始め）。
一六八一	天和一	遠藤元理、『本草弁疑』を著す。西洋薬一七種を記載。
一六八二	天和二	プロシア人アンドレース・クライエル、甲比丹として来朝し四年間滞在（彼は薬学者で薬学・医学・植物学の知識深く、日本植物を研究し一三六〇種の図説を発

一六八八	元禄一	表、欧州に紹介した）。オランダ人ジョージ・マイステルも来任し、彼は一六八五年（貞享二年）に再来、二年間滞在し日本の植物を採取している。出島商館医ウイルム・ホフマンら来日。彼は蘭通詞楢林鎮山にアンブロアス・パレ（フランス後期ルネッサンスの名医）の『外科全書』を伝える。鎮山はこれをもとに『紅夷外科宗伝』（一七〇六年）を著す。
一六九〇	元禄三	（九・二十六）ドイツ人医師エンゲルベルト・ケンペル、出島商館医として来日。先駆的な日本学者としてこの当時のヨーロッパでもっともよく知られた代表的な人物、それがケンペルである。彼の著書『日本誌』（一七二七年ケンペル没後刊行）。
一六九一	元禄四	ケンペル、甲比丹の江戸参府に随行。長崎の外科医栗崎道明正羽、吉田自庵、村山自伯の三人江戸に召され幕医となる。
一六九二	元禄五	ケンペル、二度めの江戸参府に同行。
一六九五	元禄八	西川如見、『華夷通商考』を著し、中国、南洋、西洋の事情を紹介する。
一七〇六	宝永三	楢林鎮山『紅毛外科宗伝』を著す。
一七〇八	宝永五	楢林鎮山、将軍綱吉に召される。 イタリア人宣教師シドッチ、屋久島に潜入捕縛。十一月九日長崎に護送。
一七〇九	宝永六	シドッチ、長崎から江戸に送られる。新井白石はシドッチを尋問して、西洋の国情や文化を探究し『西洋紀聞』『采覧異言』を著す。

一七一九	享保四	西川如見、子忠次郎と協力して『長崎夜話草』を著す。
一七二〇	享保五	キリスト教以外の禁書の輸入解禁（洋学解禁）。 石川奉行、小島郷に薬園を設け、立山役所内の薬草木を移し、更に輸入した薬草木を植える。御用御薬園という。
一七三五	享保二十	リンネ、『自然の体系』初版、ライデン。
一七四四	延享一	青木昆陽、幕命により長崎に留学し蘭学を学ぶ。 人痘接種法中国より長崎に伝わる。
一七四六	延享三	幕府（吉宗）、神田佐久間町に天文台を設ける。
一七四八	寛延一	吉雄耕牛二十五歳で阿蘭陀大通詞となる。
一七五四	宝暦四	山脇東洋・小杉玄通、初めて死体を解剖。
一七五五	宝暦五	安藤昌益、『自然真営道』を著す。 ブラック（J.Black, イギリス）、炭酸ガス発見。
一七五六	宝暦六	キャベンディッシュ（H.Cavendish）、水素ガス発見。
一七五九	宝暦九	山脇東洋、『蔵志』刊行。
一七六〇	宝暦十	明礬の不正取引に禁止令、高品質の明礬は薬用に使用。主に染料の媒染剤。
一七六一	宝暦十一	野呂元丈死す。日本で最初の西洋本草書『阿蘭陀本草和解』を著す。
一七六五	明和二	吉雄耕牛、甲比丹とともに江戸参府、平賀源内に蘭学を指導する。
一七六八	明和五	中島真兵衛御薬園掛兼任、薬種目利頭取。大村町に竜脳座を新設。

一七七三	安永二	吉益東洞没す。後世家の医派の陰陽五行説等の観念論に陥っていることを批判、実験的医学の方法を推進。山脇東洋の実証的医学の影響を強く受ける。
一七七四	安永三	前野良沢・杉田玄白・中川順庵・桂川甫周、『解体新書』刊行。
一七七五	安永四	本木良永、オランダ・アムステルダム版ウィリアム・ブラウンの天文書の和訳『天地二球法』を完成。コペルニクス地動説（一五四三）の紹介。 物質不滅の法則（ラボアジェ）。 （七・十五）スウェーデン人カール・ペーター・ツュンベリー、オランダ商館医として来日。蘭通詞たちに医学・薬学・植物学等を教えた。出島三学者の一人ツュンベリーは植物分類学のリンネの高弟で、日本から持ち帰った大量の標本をリンネの体系にしたがって分類し『日本植物誌』（一七八四年）を著す。ツュンベリー、約一年間気温の観測を一日四回行う。また長崎郊外で植物を採集することを許される。 長久保赤水が日本全図である『日本輿地路程全図』完成。方眼投影式を採用。 プリーストリ（J.Priestley）酸素ガス発見。
一七七六	安永五	（十・二十三）ツュンベリー、長崎を出帆帰国。
一七八三	天明三	司馬江漢、蘭書をたよりに銅版画の制作に成功『三囲景《みめぐりのけい》』。 大槻玄沢オランダ語の入門書『蘭学階梯』を完成。
一七八五	天明五	大槻玄沢、蘭学修業のため来崎。吉雄耕牛に師事する（江戸蘭学勃興期に長崎の

		蘭学はその指導的立場にあった）。 前野良沢、オランダ語の入門書として『和蘭訳筌』を著す。 イギリスの医師ウィリアム・ウイザーリング（一七一四—一七九九）、「ジギタリスの評価とその医学的使用——水腫および他の疾患への使用の臨床的意見」の論文発表。
一七八七	天明七	森島中良、海外知識の啓蒙書『紅毛雑話』刊行。 気体膨張の法則（シャルル）。
一七八九	寛政一	ラボアジェの質量不変の法則。 ドルトンの原子論の確立。
一七九〇	寛政二	幕府、朱子学を勧め異学を禁ず（寛政異学の禁）。 朝鮮人参販売も栽培も自由となる。公定価格は並品一両目（一五グラム）金一両。
一七九一	寛政三	かえるの脚の実験（ガルヴァーニ）。
一七九三	寛政五	宇田川玄髄、オランダ人ゴルテルの内科書を仮名まじりで訳し『内科撰要』（初編三巻三冊）を刊行、全六編十八巻は一八一〇年に完成。 岩橋善兵衛初めての日本製天体望遠鏡を作成し天体観測を行う。 整骨医星野良悦日本初の精巧な木製人骨を完成。一八〇〇年医学館に献納。
一七九四	寛政六	本木良永（阿蘭陀大通詞）、通称栄之進、長崎天文学の代表的人物で、『阿蘭陀地球図説』『平天儀用法』『天地二球用法』など各種の天文学の訳述をし、コペルニ

		クスの地動説を日本に初めて紹介した。
一七九六	寛政八	稲村三伯ら初の蘭和辞書『波留麻和解《はるまわげ》』を完成。
一七九八	寛政十	志筑忠雄、『暦象新書』刊行。 本多利明、『西域物語』を完成。鎖国を解き、西洋の天文学・暦学や航海術、さらには政治形態を学び万国交易と領土の拡張を唱えている。 美濃郡遠田村の国東治兵衛『紙漉重宝記《かみすきちょうほうき》』を著す。紙漉きの行程が対話形式で、しかも丁寧な図解が示されている。本書は和紙に関する文献として内外の評価高い。 ジェンナー、種痘法を発表（イギリス）。
一七九九	寛政十一	大坂の書林播磨屋幸兵衛と塩屋長兵衛らにより諸国特産物の集大成『日本山海名産図会』を刊行。資料として非常に価値が高い。 定比例の法則（ジョーゼフ・ルイ・プルースト）。 化学者サー・ハンフリ・デヴィ（一七七六—一八二九、フランス）酸化窒素の麻酔作用を報告。
一八〇〇	寛政十二	伊能忠敬が幕府の許可を得て蝦夷地測量の旅に出発。 一次電池の発見（ヴォルタ）。
一八〇二	享和二	志筑忠雄、ニュートン力学の紹介書の翻訳に自説を加えた『暦象新書』を完成。 橋本宗吉、『蘭科内外三法方典』を著す。

一八〇三	享和三	気体の膨張の法則（ゲイ・リュサック）。 小野蘭山の幕府の医学館での講義録を『本草綱目啓蒙』としてまとめられる。三年後全四十八巻が完成。日本国内の動植物・鉱物の名称・形状・産地・利用法を詳述。 ドイツの薬剤師フリードリッヒ・ウィルヘルム・アダム・ゼルチュルナー、阿片からモルヒネを純粋な結晶として単離に成功。これは医学・薬学にとって大発見で近代薬学の誕生。
一八〇四	文化一	華岡青洲が全身麻酔を世界にさきがけて実用化。
一八〇五	文化二	宇田川玄真、『医範提綱』を著す（三巻、解剖学に生理学と病理学を加えた医学ハンドブック）。
一八〇六	文化三	広川竜淵、『蘭療方』を訳す。『蘭療薬解』も同時に刊行。
一八〇七	文化四	カリウムの単離（デイヴィー）。
一八〇八	文化五	ゲイ・リュサック（J.L.Gay-Lussac, 一七七八―一八五〇、フランス）の「気体反応の法則」。 倍数比例の法則（ドルトン）。 間宮林蔵、樺太の島を確認。
一八〇九	文化六	フランソワ・マジャンジー（一七八三―一八五五）ウパスの樹液を使って動物実験を行う。この当時の生気論を排し実験的方法によって生理学の研究を行う。実

		験薬理学の先駆者。
一八一〇	文化七	長崎御薬園を小島郷天草代官屋敷より西山に移す。 高橋景保『万国全図』を完成。長崎通詞馬場佐十郎の協力で完成。 塩素の発見（デイヴィー）。
一八一一	文化八	アボガドロ（A.Avogadoro, 一七七六―一八五六、イタリア）分子説提唱。 蛮書和解御用掛を幕府天文方に設置。外国語翻訳の専門機関でショメール家庭用百科辞典の翻訳に取り掛かる。一八四五年に『厚生新編』として完成。
一八一五	文化十二	杉田玄白、『蘭学事始』を著す。 プラウトの仮説（プラウト）。 有機化合物の光学活性（ビオ）。
一八一八	文政一	光化学の法則（グロトウス）。 フランスの薬剤師ジョセフ・ペレチエ（一七八四―一八四一）とジョセフ・B・カペントゥ（一七八八―一八四二）はイグナウス種子からストリキニーネの単離に成功。 ドイツの薬剤師マイスネル、植物体中に存在する塩基性の有効成分をアルカリに似ていることからアルカロイドと命名する。
一八一九	文政二	宇田川玄真、『和蘭薬鏡《おらんだやっきょう》』第一巻刊行。一八三五年六編、全十六巻完成（この本は医薬品について、国産の薬材はもちろん、中国・東南アジア産で手に入るもの

一八二一	文政四	から、オランダの医学書・薬学書・植物書・百科事典・局方などを参考にして、その形態・薬効・処方・製剤法などを示している）。 ペレチエとカペントウ、キナ皮からキニーネ、イヌサフラン球根からコルヒチンの単離。 山片蟠桃、実学的合理思想による教訓書『夢の代』を完成。天文・地理・神代・歴代・制度・経論・雑書・異端・無鬼・雑論の十二巻からなる。 伊能忠敬の『大日本沿海輿地全図』完成。
一八二二	文政五	コーヒー豆からカフェイン単離（ルンゲ）。 宇田川玄真、『遠西医方名物考』三十六巻を著す。また『遠西医方名物考補遺』九巻を一八三四年に著す（西洋で定評のある薬品・製剤方法・器具などをイロハ順に並べた事典）。
一八二三	文政六	日本で初めてのコレラ流行。 （七・六）フィリップ・フランツ・フォン・シーボルト、蘭館医師として着任、二十七歳）。
一八二四	文政七	シーボルト、鳴滝に塾を開く。 リービッヒ、有機化合物の分析法の確立。
一八二五	文政八	シュウ酸の合成（ヴェーラー）。 シーボルト、ケンペルおよびツュンベリー二人の功績を顕彰するため出島薬草園

		に記念碑を建立する。 蘭学者青地林宗が日本最初の物理学書『気海観瀾』を翻訳する。
一八二六	文政九	(一・九)シーボルト、薬剤師ハインリッヒ・ビュルガーをともない甲比丹スチュルレルらと江戸参府へ出発、(六・九)長崎に帰る。
一八二七	文政十	(五・六)楠本タキ、シーボルトの児(楠本イネ、日本最初の産科医となる)を出産。 (九・九)伊藤圭介、来崎、シーボルトと共に植物について情報交換する。 ブラウン運動(ブラウン)。 アルミニウムの単離(ヴェーラー)。
一八二八	文政十一	文政の台風(シーボルト台風)(この台風による長崎の被害は甚大であった。シーボルトを乗せて帰帆する予定になっていた蘭船コルネリウス・ハウトマン号も難破、海岸に流れついたシーボルトの荷物の中から、日本地図などの国禁の品が発見され、「シーボルト事件」の発端となった)。 ヴェーラー(F. Wohler, 一八〇〇—一八八二)尿素の合成。 タバコ葉からニコチン単離(ポルセット)。
一八二九	文政十二	(九・二十五)シーボルト、帰国を許可。 伊藤圭介は、シーボルトから贈られたツュンベリーの著書『日本植物誌』(一七八四年完成)を基に、そこに記載されている植物名をアルファベット順に記し、

		それに和漢名を付して『泰西本草名疏《たいせいほんぞうめいそ》』を刊行した。これはリンネの二名式のラテン名を用いて日本の植物を、日本人の手によって著された最初の本格的な本である。
一八三一	天保二	リービッヒ年報の刊行（リービッヒ）。
一八三二	天保三	阿片からナルセイン単離（ペレチュ）。
一八三三	天保四	わが国最大の蘭和辞典『ドーフ・ハルマ』完成。別名長崎ハルマと呼ばれる。 ベラドンナからアトロピン、ヒヨスチアミン単離（P・L・ガイガー）。
一八三四	天保五	宇田川榕庵、『植学啓原』刊行。自然科学への入門書。
一八三六	天保七	帆足万里、西洋科学の最高水準を示す『窮理通《きゅうりつう》』を著す。
一八三七	天保八	宇田川榕庵、『舎密開宗』初編刊行。一八四七年に七編刊（未完に終わる）。
一八三八	天保九	緒方洪庵、大坂に蘭学塾適々斎塾を開く。 渡辺崋山、『慎機論』を著す。幕府の異国船打払令を批判。 高野長英、『戊戌夢物語』を著す。モリソン号打ち払いが世界の大勢から無謀と述べる。
一八三九	天保十	蛮社の獄。
一八四〇	天保十一	高島秋帆、幕府に「西洋砲術御意見書」を提出。
一八四一	天保十二	イギリスの化学会。
一八四二	天保十三	阿片からパパベリン単離（メルク）。

一八四六	弘化三	当量の確立（ローラン）。ウィリアム・トーマス・グリーン・モートン（一八一九—一八六八）、エーテル麻酔に成功。
一八四七	弘化四	シンプソン、クロロホルムでの麻酔に成功。
一八四八	嘉永一	蘭館医モーニケ来任。日本に初めて聴診器をもたらす。また牛痘苗を持参し、翌年接種に成功。（モーニケは医学・気象学を教え、出島に気象観測所を設けた）。楢林宗建佐賀藩内で種痘を実施。 西洋植字印刷機一式と鉛活字を輸入、蘭通詞本木昌造ら四人蘭書の復刻を試みる。 ラセミ体（パスツール）。
一八四九	嘉永二	蘭船、初めて前年注文の牛痘苗（牛痘菌）を輸入（モーニケは楢林宗建と協議し、小児に接種することを決める）。モーニケ、江戸町の阿蘭陀通詞会所で種痘を始める。吉雄圭斎・柴田方庵に種痘術を伝授（十二月二十七日までにモーニケが種痘した者は三九一人にのぼる）。
一八五〇	嘉永三	杉田成卿、『済生三方』を訳す。 薬種目利《めきき》野田青葭『拾品考』刊行（長崎に輸入した海外の植物一〇種を図にして解説）。
一八五三	嘉永六	（六・三）ペリー来航。

一八五四	安政一	(三・三) ペリー、日米和親条約を締結調印。
一八五五	安政二	蘭医ファン・デン・ブルック来任、一八五七年帰国。 海軍伝習所を設ける。 (十二・二十三) 日蘭和親条約を長崎で調印(正式国交開始)。 コカ葉からコカイン単離(ブランデスとゲテッケ)。 イグナッツ・フィリップ・ゼンメルワイス(一八一八—一八六八、ブタペスト)術後の消毒法提唱。
一八五六	安政三	林同海訳の『ワートル薬性論』刊行(一八四〇年稿)。 語学伝習所の発足。
一八五七	安政四	第二次海軍伝習所教官隊一行三七人(隊長・オランダ海軍軍医カッテンディーケ中尉)ヤパン号(後の咸臨丸)でオランダから到着。オランダ海軍軍医ポンペも派遣教官の一人として来日。 (八・二十九) 日蘭追加条約——事実上初の通商条約。 (九・二十六) ポンペ、西洋医学の講義を開始。松本良順、司馬凌海ら一二人(一説には一四人)医学伝習生となる(長崎大学医学部の開学記念日としている)。 ポンペ、大村町に「舎密試験所」開設、上野彦馬入門する)。 インフルエンザの大流行。 ケクレ、ベンゼンの構造を発表。

一八五八	安政五	中国経由で入港中の米軍艦（ミシシッピー号、ペリー艦隊の四船うちの一船）乗組員にコレラ患者がいたため市中に流行、死者七六七人を出す（この時、ポンペ、医学伝習所の協力を得て治療に尽力、コレラにアヘンとキニーネを推奨）。その後江戸まで広がり江戸で三万一、二二九人の死者を出す。 （四月）大坂町奉行、古手町除痘館の種痘を官許とする（種痘官許のはじめ）。 （五・七）江戸蘭学者有志、神田・お玉ヶ池に種痘所を開設。 （七・六）幕府、官医の蘭方医学研修を許可（蘭医戸塚静海、伊東玄朴を幕医として採用）。 （七月）アヘン輸入禁止を米・蘭・露・英と締結。 （九月）佐久間象山、電磁石・ダニエル電池を制作。 語学伝習所を英語伝習所と改める（のち広運館）。 出島の和蘭商館廃止され領事館となる。 活字判摺立所で、『日蘭条約書』、ポンペ著『種痘書』（蘭語）など出版。 シーボルトの追放令解かれる。
一八五九	安政六	（二・九）海軍伝習所閉鎖（ポンペの医学伝習は続行）。 （七・九）シーボルト、オランダ貿易会社長崎支店顧問として来航。 （八・十三）ポンペ、三日間、西坂刑場で死刑囚の死体解剖実習を行う（受講生四六人、シーボルトの娘イネも参加）。

		出島オランダ印刷所、ポンペ著『出島における気象観測』を出版。
		麻疹流行（幕府、予防書を配布）。
一八六〇	万延一	医学伝習所を養生所と名称決定。
一八六一	文久一	天然痘流行。
		種痘所を西洋医学所と改める。
		（九・六）養生所落成、養生所開所式と医学所開所式挙行。出島オランダ印刷所、シーボルトの著『日本からの公開状』出版。
		伊東玄朴手術にクロロホルム麻酔を使用。
一八六二	文久二	（八・二十二）オランダ陸軍軍医ボードウィン、長崎養生所・医学所二代目外人教師として着任、ポンペ医学教育を引き継ぐ。
		（九・十一）幕府最初の海外留学生として榎本武揚・西周らとともに伊東玄伯・林研海らの医学生も長崎からオランダに向かう。
		司馬凌海、『七新薬』を著す。
		上野彦馬、『舎密局必携』を著す。（十一月）写真館（上野撮影局）を開く（この年の春、横浜で写真業を始めた下岡蓮杖とともに日本写真の祖となる）。
		本木昌造、自著『秘事新書』で硬石鹸の製造法を紹介。
		出島オランダ印刷所、ポンペ著『薬学指南』を出版。
		長崎に麻疹大流行。

一八六三	文久三	（六・十二）コレラが流行。長崎奉行、ボードウィン著『これらの養生法』を公布。西洋医学所を医学所と改め機構を改変し、漢方の医学館と同格となる。
一八六四	元治一	ボードウィンの要請で、分析究理所を設立、蘭人ハラタマを招く。
一八六五	慶応一	医学所の学制を改め、オランダ学則に準じ、理化学・解剖学・生理学・病理学・薬剤学・内科・外科の七科をおく。養生所を精得館と改称する（医学所は付属機関）。
一八六六	慶応二	蘭人ハラタマ、精得館分析究理所教師として来任（物理と化学を担当）。マンスフェルト来日。
一八六七	慶応三	幕府、長崎分析究理所を江戸・開成所に移す。ハラタマ江戸へ移る。 イギリスの外科医ヨゼフ・リスター（一八二七―一九一二）、術後の死亡を激減させた石炭酸について発表。
一八六八	明治一	精得館を長崎府医学校と改称（校長に長与専斎、教頭にマンスフェルトを任命し、大学・小学の二科を設け、医学校規則・病院規則・薬局掟などを定めた）。 （一月）イギリス人医師ウイリス、鳥羽・伏見の戦いにて創傷洗浄に過酸化マンガンを使用。 （十一月）高松凌雲、函館戦にて創傷洗浄に石炭酸水を使用。
一八六九	明治二	長崎府医学校にアントン・ヨハネス・ゲールツが招かれ、幾何・物理・化学などの学科を担当（彼は、長崎府医学校内で気象観測を始め、日本における気象観測

		の基を作った）。
一八七〇	明治三	長崎府医学校は長崎県病院医学校と改称。 （一・二十三）岩佐純、相良知安、医学校取調御用掛となる。相良知安は、明治新政府が政治的配慮からイギリス医学導入を決めようとしていたとき、純粋に学問的立場からドイツ医学導入を強く説き、その採用に大きく貢献した。 特志解剖第一号（美幾）。 メンデレーエフ（D.I.Mendeleev，一八三四―一九〇七）周期律表の呈出。 （十二・十二）ウイリス、鹿児島で医学校開設（第一期生高木兼寛、実吉安純ら）。
一八七一	明治四	長崎県立バイ毒病院を大徳寺跡に設置する。 文部省が設置され江藤新平が初代文部卿になり学制の改革が急速に行われた。 長与専斎、文部省に転勤後岩倉具視らの欧米使節団の一行に加わる。 （十一・十四）長崎県病院を文部省管轄とし、長崎医学校と改称。 ゲールツ、小島郷稲荷山に気象観測所を設け、気象観測を始める。
一八七二	明治五	長崎医学校を第六大学区医学校と改称。
一八七三	明治六	文部省医務課を「医務局」と改め、長与専斎局長となる。長与専斎、薬学は医学と並進すべきとし製薬学校設立建議。 第六大学区医学校を第五大学区医学校と改める。第一大学区医学校に製薬学教場

		を設ける。これが大学での薬学教育の初め。
		シーボルトの娘・楠本イネ、宮内庁御用掛を拝命、宮中の産事をつかさどる（イネは明治三年二月から東京で産科医を開業、わが国における最初の産婦人科医となった）。
一八七四	明治七	（三月）衛生行政組織、医事、薬事、公衆衛生のみならず、医学教育について定めた総合法典である医制が公布された。 製薬学科本科の開校。 （十・十二）征台の役に当たり、長崎病院を公兵員病院にするため、長崎医学校を廃止（学生は東京医学校に転学）。長崎医学校および病院は、番地事務局病院となる。
一八七五	明治八	文部省は西洋医学のみによる医術開業試験の実施を通達。
一八七六	明治九	長崎司薬場設置。試薬監督にエイクマン就任。
一八七八	明治十一	コッホ、破傷風菌発見。長崎病院医学場を長崎医学校と改める。
一八八〇	明治十三	（四・二十二）日本薬学会創立。
一八八七	明治二十	（七・一）日本薬局法施行。
一八八八	明治二十一	（三・三十一）県立長崎医学校廃止、校舎・敷地を第五高等中学医学部に移管。 （四・十）第五高等中学医学部に九州各地区の元医学生徒三六九人を入学させ、仮開校式を挙行。

		長井長義、麻黄成分の新アルカロイドのエフェドリンを発表。
一八九〇	明治二十三	（六・十八）第五高等中学医学部薬学科の設置（長崎大学薬学部の前身）。 （六・一）県から五・九付の衛生組合準則が公布され、町ごとに衛生組合を設けることになる（この年に五〇ヵ町が結成され、昭和八年には二五七組合に達した。主として清掃・消毒・伝染病予防など衛生行政の協力を目的として活動した）。 長崎にコレラ発生し、全国に流行（死亡三万五、二二七人）、内務省は長崎市をコレラ流行地に指定。
一八九一	明治二十四	福沢諭吉の医薬分業論の記事が出る（時事新報、明治二十四年十二月十日付け）。 医師と薬舗の癒着を憂えている。
一八九二	明治二十五	第五高等中学医学部の新校舎が西彼杵群浦上山里村に完成、第三回卒業証書授与式を兼ねて新築落成式を挙行。

おわりに

平成十年度長崎大学教育改善特別経費の補助を受けプロジェクトチームを結成し、長崎薬学史の調査研究を始めた。歴史ある長崎であるが、原爆により多くの貴重な資料が消失しており、委員による資料の収集や調査は困難を極めた。幸い各地の博物館や資料館などの協力を得ることができ、その成果は二〇〇〇年日蘭交流四〇〇年を記念した展覧会「出島の科学」で展示すると共に、単行本として出版の運びとなった。

長崎を中心にした薬学史に関するまとまった書籍としてはこれが最初と思われる。薬学や医療関係者のみならず、薬や医療に関心のある一般市民をも対象にして執筆した。日本の近代薬学導入の先人の努力の歴史を知り、今後の薬学の発展に役立つところがあれば幸いである。

最後に、出版にご尽力いただいた九州大学出版会編集長藤木雅幸氏に感謝する。

二〇〇〇年

芳本　忠

編者

芳本《よしもと》　忠《ただし》　長崎大学名誉教授

執筆者一覧

田中《たなか》　隆《たかし》　長崎大学大学院医歯薬学総合研究科准教授
（第一章１，資料２）

塚原《つかはら》　東吾《とうご》　神戸大学大学院国際文化学研究科教授
（第一章２）

北村《きたむら》　美江《よしえ》　長崎大学環境科学部教授
（第一章３）

伊藤《いとう》　潔《きよし》　長崎大学大学院医歯薬学総合研究科准教授
（第二章１）

岩渕《いわぶち》　好治《よしはる》　東北大学大学院薬学研究科教授
（第二章２）

黒田《くろだ》　直敬《なおたか》　長崎大学大学院医歯薬学総合研究科教授
（第三章１）

富永《とみなが》　義則《よしのり》　長崎大学環境科学部教授
（第三章２，資料１，３）

中島憲一郎《なかしまけんいちろう》　長崎大学大学院医歯薬学総合研究科教授
（第三章３）

出島《でじま》のくすり

2000年9月20日　初版発行
2011年12月22日　初版第3刷発行

編　者　長崎大学薬学部

発行者　五十川　直　行

発行所　(財)九州大学出版会
〒812-0053　福岡市東区箱崎7-1-146
電話　092-641-0515(直通)
振替　01710-6-3677
印刷・製本　大同印刷㈱

ISBN 978-4-87378-643-8